**Arshaq N.P.**
**Jitendra Bhagchandani**
**Ayushi Singh**

# IMPACÇÕES EM ORTODONTIA

**Arshaq N.P.**
**Jitendra Bhagchandani**
**Ayushi Singh**


# IMPACÇÕES EM ORTODONTIA

**ScienciaScripts**

**Imprint**

Any brand names and product names mentioned in this book are subject to trademark, brand or patent protection and are trademarks or registered trademarks of their respective holders. The use of brand names, product names, common names, trade names, product descriptions etc. even without a particular marking in this work is in no way to be construed to mean that such names may be regarded as unrestricted in respect of trademark and brand protection legislation and could thus be used by anyone.

Cover image: www.ingimage.com

This book is a translation from the original published under ISBN 978-620-7-99937-8.

Publisher:
Sciencia Scripts
is a trademark of
Dodo Books Indian Ocean Ltd. and OmniScriptum S.R.L publishing group

120 High Road, East Finchley, London, N2 9ED, United Kingdom
Str. Armeneasca 28/1, office 1, Chisinau MD-2012, Republic of Moldova, Europe
Printed at: see last page
**ISBN: 978-620-8-05576-9**

*Para começar, inclino a minha cabeça para Deus Todo-Poderoso por me ter concedido o dom da vida e por me ter dado apoio para me tornar um ser humano, sem o qual nenhum dos meus esforços seria um êxito.*

*A gratidão desbloqueia a plenitude da vida. Transforma o que temos em suficiente, e mais. Transforma a negação em aceitação, o caos em ordem, a confusão em clareza. Pode transformar uma refeição num banquete, uma casa num lar, um estranho num amigo. A gratidão dá sentido ao nosso passado, traz paz para o dia de hoje e cria uma visão para o futuro. Com estas palavras, reconheço humildemente a atitude amável e afectuosa dos meus respeitados professores ao longo do meu trabalho.*

**(Dr.) Jitendra Bhagchandani,** *Chefe do Departamento de Ortodontia e Ortopedia Facial, Sardar Patel, que me incentivou e apoiou de várias formas. Agradeço-lhe de todo o coração a ajuda incansável e o esforço meticuloso para suavizar as arestas mais ásperas deste trabalho. Este trabalho não teria sido possível sem a sua inestimável orientação, a sua paciência inabalável e a sua incansável procura de conhecimentos.*

*Os meus sinceros agradecimentos aos meus professores, Co-orientadores* **Dr. Amit Kumar Singh (Leitor)** *e* **Dr. Ayushi Singh (Professor),** *Departamento de Ortodontia e Ortopedia Dentofacial, Sardar Patel Post Graduate Institute of Dental and Medical Sciences pela sua orientação inspiradora, cooperação incondicional, interesse incessante e críticas valiosas que levaram os meus esforços à conclusão desta dissertação. O seu apoio tem sido a luz que me iluminou mesmo nas horas mais sombrias.*

*(Dr.) Raj Kumar Jaiswal, Dr. Vaibhav Vashishta (Leitor), Dr. Tushant Rastogi (Docente) e Dr. Stuti Raj (Docente) pelos seus conselhos e pela sua disponibilidade para partilharem comigo os seus pensamentos brilhantes, que foram muito úteis para dar forma às minhas ideias e à minha investigação.*

*É com imenso prazer que agradeço sinceramente aos meus colegas e amigos Dr. Aru, Dr. Avani, Dr. Harshita, Dr. Shraddha e Dr. Shubhangini por me terem apoiado nas horas de perplexidade.*

*Gostaria também de agradecer à minha mulher, a Dra. Sanoojas, pela sua ajuda generosa, encorajamento e apoio neste projeto.*

*Por último, mas não menos importante, as palavras não podem descrever os meus sentimentos quando reconheço o apoio incondicional dado pela minha querida mãe, a Sra. Arifa, e pelo meu respeitado pai, o Sr. Saidalavi NP. Sempre me orientaram no sentido de ser um bom ser humano e ajudaram-me em todos os aspectos da minha vida. Seguraram-me na mão e levaram-me à frente passo a passo, abrindo-me um caminho que me proporcionou uma motivação e um carinho constantes.*

*-  Dr. Arshaq NP*

# ÍNDICE

| PARTICULARS | FULL FORMS |
|---|---|
| 2-D | 2-Dimensional |
| 3-D | 3-Dimenstional |
| APF | Apically Positioned Flap |
| CBCT | Cone Beam Computed Tomography |
| CE | Closed Eruption |
| CEJ | Cementoenamel Junction |
| CSF1 | Colony Stimulating Factor 1 |
| CT | Computed Tomography |
| EAT | End of Active Therapy |
| HIV | Human Immunodeficiency Virus |
| KT | Keratinized Tissue |
| LTM | Lower Terminal Molars |
| MCP1 | Monocyte Chemotactic Protein 1 |
| OMSS | Orthodontic Measurement and Simulation System |
| OPG | Orthopantomogram |
| OPG | Osteoprotegerin |
| PD | Pocket Depth |
| PPD | Probing Pocket Depth |
| RANKL | Receptor Activator of Nuclear Factor Kappa B Ligand |
| SAT | Start of Active Therapy |
| TAD | Temporary Anchorage Device |

A impacção refere-se à condição em que um dente não emerge com sucesso na arcada dentária. Isto ocorre normalmente porque não há espaço suficiente ou porque algo está a obstruir o percurso de erupção do dente. Normalmente, um dente emerge depois de ter atingido cerca de 50% a 75% do comprimento total da sua raiz. A causa da impactação é multifacetada. A disparidade no comprimento da arcada, a existência de dentes extra, a barreira mucosa ou óssea e a retenção de dentes decíduos são algumas das possíveis causas da impactação. A doença hereditária conhecida como distose cleidocraniana, o hipotiroidismo devido a uma deficiência endócrina, o hipopituitarismo, as doenças febris, a síndrome de Down e a exposição à radiação são alguns exemplos de causas sistémicas de impactação. A impacção dentária é um problema clínico comum que normalmente exige uma abordagem multidisciplinar à terapia. A exposição cirúrgica do dente impactado e os complexos procedimentos ortodônticos utilizados para alinhar corretamente o dente dentro da arcada dentária. Portanto, é fundamental concentrar-se em métodos para diagnosticar e intervir nesse cenário clínico o mais rápido possível.

A impactação pode resultar de uma razão ou factores localizados, ou pode ser uma herança poligénica multifatorial ligada a outros defeitos dentários. As impacções podem ter uma variedade de efeitos secundários, como a reabsorção das raízes dos dentes adjacentes ou a perda de espaço na arcada. Embora o tratamento destes dentes exija a experiência combinada de vários profissionais, o ortodontista deve ser o responsável pela organização destes esforços, de modo a proporcionar ao paciente as melhores opções de tratamento possíveis que resultem num resultado mais estável e positivo. Os terceiros molares inferiores são os dentes que apresentam a maior frequência de impactação. Os caninos são propensos à impactação, sendo que os caninos superiores

sendo impactados mais frequentemente do que os caninos mandibulares, principalmente devido ao seu padrão e sequência de erupção.

No diagnóstico radiográfico, são utilizadas técnicas de imagem 2D e 3D para revelar dentes em falta ou fora de posição. A inspeção clínica é outro método utilizado no diagnóstico. É prática comum utilizar modalidades de imagiologia 2D intra-orais, tais como filmes oclusais, radiografias periapicais e a técnica de deslocamento do tubo de Clark. Diferentes ampliações são utilizadas em radiografias extra-orais (OPG) para auxiliar no diagnóstico da localização de dentes impactados. As modernas técnicas de imagem 3D, incluindo a CBCT, estão a tornar-se mais amplamente utilizadas no diagnóstico tradicional de dentes impactados.

A deteção precoce, a intervenção atempada e o tratamento cirúrgico e ortodôntico eficaz podem facilitar a erupção e o alinhamento adequado dos dentes impactados dentro da arcada dentária. O tratamento de dentes impactados é composto por três etapas: alinhamentos ortodônticos tridimensionais, exposição cirúrgica, colagem de implantes e erupção do dente impactado com força extrusiva. As opções de tratamento de um dente impactado incluem a extração do dente e a sua posterior substituição, após a paragem do crescimento, por um implante ou ponte. O dente impactado é extraído, o espaço é fechado e é colocada uma restauração protética no seu lugar. O procedimento envolve a criação de espaço para fins ortodônticos, a deslocação de um incisivo central impactado para o seu lugar correto e a sua exposição cirúrgica.

O objetivo desta dissertação da biblioteca é fornecer informações sobre a frequência, identificação e tratamento de dentes impactados na boca, com especial ênfase nos dentes que são frequentemente afectados.

## TERMINOLOGIAS:

- Dente não irrompido: Um dente que está totalmente coberto por tecido mole e total ou parcialmente coberto por osso nos maxilares é conhecido como dente não irrompido. Com base em dados clínicos e radiológicos, é provável que erupcione e está agora no processo de o fazer.[1]

- Dente parcialmente erupcionado: Um dente que erupcionou parcialmente é um dente que ainda não erupcionou completamente para o seu lugar natural. A frase sugere que o dente está parcialmente exposto ou ligado à cavidade oral. [2]

- Dentes mal posicionados: Um dente que erupcionou ou não erupcionou mas está posicionado de forma anormal na mandíbula ou maxila.[3]

- Dente impactado: Um dente impactado é um dente que é impossível de emergir completamente para a sua posição funcional normal.[4] Pode haver espaço insuficiente, um dente a obstruí-lo ou um percurso de erupção invulgar.

  - *Izard (1950): A impacção é a retenção completa de um dente quando este é mantido na mandíbula por um período de tempo mais longo do que o habitual e não apresenta sinais de movimento vertical.*

  - *Bordais (1980): Quando o potencial evolutivo de um dente se mantém, ele é considerado conservado; quando se perde, diz-se que está incluído.*

- o ***Vigneul (1974):*** *Um dente que está totalmente alojado no osso e cujo saco coronário está ileso é descrito por Vigneul (1974). Segundo ele, existem dois tipos de inclusões.*[5]

- o ***Lacoste (1988):*** *Um dente que persiste para além da data típica da erupção no osso ou na submucosa.* [5]

- o ***Favre (2003):*** *descreveu um dente impactado como um dente que é mantido na mandíbula após a sua data típica de erupção, fechado pelo saco coronário e não em contacto com a cavidade oral.*

- Retenção primária: Ocorre em condições como a osteopetrose e a displasia cleidocraniana, em que a reabsorção osteoclástica é insuficiente.

- Retenção secundária: Refere-se ao facto de um dente parar a sua erupção após a emergência, na ausência de uma obstrução física ou de uma posição ectópica para o dente. Num contexto clínico, manifesta-se como uma explosão que se segue à emergência.

- Emergência clínica: É o estado em que a mucosa foi perfurada por um dente.

- Emergência alveolar: Esta é a imagem radiográfica que mostra a perfuração do osso alveolar.

- Dente decíduo retido: Um dente que não cai durante o seu período regular de queda porque o seu substituto permanente não cresceu completamente ou desenvolveu-se lentamente.

- Dente decíduo com retenção excessiva: Um dente cujo sucessor permanente ainda não erupcionou e cujo desenvolvimento radicular excede três quartos do comprimento final previsto para o dente.

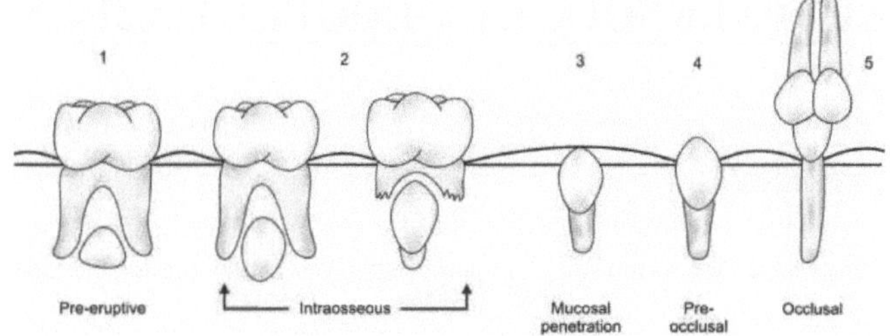



**Fig 1: Fases da erupção.**

# PREVALÊNCIA, ETIOLOGIA E INCIDÊNCIA

## A) <u>PREVALÊNCIA</u>:

Impactação é o termo utilizado para descrever quando um dente é incapaz de erupcionar na cavidade oral devido a um obstáculo no seu caminho, mais particularmente um dente, osso ou tecido mole. Um dente impactado refere-se a um dente que emerge significativamente mais tarde do que o previsto, com indicações clínicas ou radiográficas que sugerem que a erupção contínua pode não ocorrer. Embora qualquer dente possa ser afetado, alguns dentes são afectados com mais frequência do que outros. Os pré-molares e os terceiros molares supranumerários são frequentemente afectados, depois dos terceiros molares e cúspides do maxilar superior e da mandíbula. Os dentes mandibulares são, portanto, mais susceptíveis de apresentar impactação grave do que os dentes maxilares.[6]

Becker sugere que um dente com uma raiz que está entre metade e três quartos desenvolvida, e é improvável que erupcione sem assistência, é frequentemente usado como um critério de diagnóstico para impacções.[7] A ocorrência de impactação do canino superior é comummente relatada. A prevalência do canino é de cerca de 1 a 3 por cento entre os caucasianos e é o segundo dente mais frequentemente afetado, a seguir ao terceiro molar. As impactações palatinas ocorrem com maior frequência nas populações caucasianas do que as impactações vestibulares, e as mulheres têm maior probabilidade de sofrer impactações do canino superior do que os homens. A prevalência de incisivos centrais superiores não irrompidos em crianças entre os 5 e os 12 anos de idade é de 0,13%. A prevalência estimada numa população encaminhada para hospitais regionais é de 2,6%.

## B) <u>ETIOLOGIA:</u>

O espaço insuficiente na arcada dentária para a erupção do dente é a causa mais frequente de dentes impactados. Existem duas correntes de pensamento que podem explicar este facto:

**Factores e escola de pensamento:**

**1. A teoria filogenética:**

A mandíbula humana está a ficar mais pequena devido à evolução e, como o terceiro molar é o último a irromper na cavidade oral, pode não haver espaço suficiente para o fazer.

**2. Teoria Mendeliana:**

As diferenças genéticas são importantes nesta situação. Os dentes impactados podem ser visíveis devido à "falta de espaço" se a pessoa herdar uma mandíbula minúscula de um progenitor e/ou dentes enormes do outro progenitor. Weston Price conduziu a primeira investigação exaustiva da má oclusão e das suas causas. Nos anos 30, viajou por todo o mundo para registar os padrões alimentares e a deterioração física dos que aderiam à dieta moderna e "civilizada". Descobriu um aumento acentuado da má oclusão nas civilizações que consumiam alimentos preparados como principal fonte de nutrição. A má oclusão tornou-se mais comum entre os povos indígenas após a sua interação com a sociedade comercial. Analisou numerosas colecções de artefactos antigos, bem como comunidades vivas.[6] Com base nesta observação, os antropólogos desenvolveram uma teoria amplamente aceite que pode ser resumida da seguinte forma:

**"A dieta moderna processada causa menos stress mastigatório, o que leva à má oclusão".** A variação oclusal é mais comum e o crescimento da mandíbula diminuiu como resultado deste mau uso. No entanto, o panorama geral é mais complicado do que a última afirmação faz parecer. Trata-se de uma conglomeração de vários elementos.

**3. Outros factores:**

1. O tamanho do sistema dentário dos hominídeos diminuiu ao longo do tempo evolutivo, tornando-o mais pequeno do que o dos macacos.

2. Possível impacto de métodos antiquados de fabrico de alimentos

3. À medida que o cérebro cresce, há menos espaço para as caraterísticas orais.

4. Como a língua afecta o sistema oral[7].

**Tabela 1: Fluxograma da Etiologia dos Dentes Impactados**

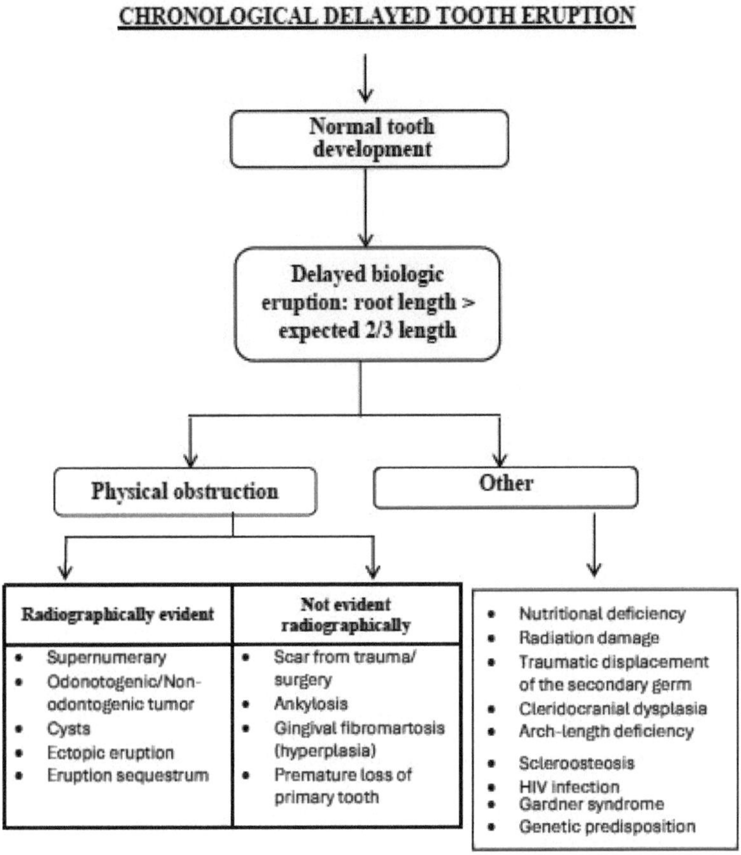

**CHRONOLOGICAL DELAYED TOOTH ERUPTION**

Normal tooth development

Delayed biologic eruption: root length > expected 2/3 length

**Physical obstruction**

**Other**

| Radiographically evident | Not evident radiographically |
| --- | --- |
| • Supernumerary<br>• Odonotogenic/Non-odontogenic tumor<br>• Cysts<br>• Ectopic eruption<br>• Eruption sequestrum | • Scar from trauma/ surgery<br>• Ankylosis<br>• Gingival fibromartosis (hyperplasia)<br>• Premature loss of primary tooth |

- Nutritional deficiency
- Radiation damage
- Traumatic displacement of the secondary germ
- Cleridocranial dysplasia
- Arch-length deficiency
- Scleroosteosis
- HIV infection
- Gardner syndrome
- Genetic predisposition

## C) INCIDÊNCIA:

Numa investigação Um total de 798 (16,8%) dos 4750 pacientes que foram examinados tinham 1126 dentes impactados; destes, 425 (53,2%) eram do sexo masculino e 373 (46,8%) do sexo feminino.

**Tabela 2: Variação do género dos dentes impactados**

| Género | Não. | % |
| --- | --- | --- |

| Masculino | 2465 | 51.9 |
|---|---|---|
| Feminino | 2285 | 48.1 |
| Total | 4750 | 100 |

A maioria dos casos (9,7%) eram caninos impactados, com os pré-molares impactados em segundo lugar (4,3%). As condições menos comuns foram molares impactados (1,2%) e dentes supranumerários (1,6%)[7] .

**Tabela 3: Género e variação dentária**

| Dente impactado | Masculino | Feminino | N.º de doentes | Prevalência |
|---|---|---|---|---|
| Caninos | 198 | 263 | 461 | 9.7% |
| Pré-molares | 113 | 91 | 204 | 4.3% |
| Supranumerário | 67 | 9 | 76 | 1.6% |
| Molares | 47 | 10 | 57 | 1.2% |
| Total | 425 | 373 | 798 | 1.7% |

A maioria dos molares e pré-molares afectados situava-se no maxilar inferior.

**Tabela 4: Variação de arco e dente na incidência de dentes impactados**

| Dente impactado | Maxila | Mandíbula | N.º total de dentes |
|---|---|---|---|
| Caninos | 558 | 80 | 638 |
| Pré-molares | 131 | 182 | 313 |
| Supranumerário | 93 | 12 | 105 |
| Molares | 19 | 51 | 70 |

| Total | 801 | 325 | 1126 |

**Tabela 5: Incidência e variação do género dos canídeos afectados**

|  | Percentagem |
| --- | --- |
| Incidência | 0.8-2.8 |
| Palatal: Bucal | 8.5:15 |
| Bilateral: unilateral | 8:92 |
| F:M | 2.3:1 |
| Esquerda: Direita | 5:2 |
| Maxila : Mandíbula | 8:1 |

Em 1978, Becker A. e Zilberman Y.[7] descreveram uma técnica de tração para o desalinhamento do palato dos caninos superiores. Para evitar interferir com os dentes adjacentes, a tração é aplicada primeiro de forma lingual para baixo, como parte do método de tratamento do lado palatino. A adequação do método como auxiliar de quase todas as metodologias reconhecidas é enfatizada, aumentando sua eficácia no tratamento de todo o problema ortodôntico dessa forma.

Jacoby H. (1979)[9] vários mecanismos interarcos e intra-arcos foram criados para facilitar a erupção de dentes impactados e obstruídos. Uma dessas ferramentas inovadoras que surgiu é conhecida como mola balista. A mola balista funciona através da utilização de um mecanismo de mola que gera uma força contínua através da torção ao longo do seu longo eixo, retraindo assim o dente impactado. Especificamente, aplica uma tração vertical para guiar o dente impactado em direção ao centro do palato, criando simultaneamente uma separação das raízes dos dentes adjacentes. Uma vantagem notável do sistema de mola balista é a sua capacidade de fornecer uma força consistente e facilmente modificável. Através de modificações simples na mola, tipicamente envolvendo a substituição de duas a três molas, pode ser alcançada a marsupialização completa da coroa do canino dentro da cavidade oral. Isso torna a mola balista uma ferramenta eficiente e eficaz no tratamento de dentes impactados.

Williams BH (1981)[10] A impactação dos cúspides superiores é um problema significativo que justifica o diagnóstico e o tratamento logo aos oito anos de idade, devido à sua elevada frequência. O processo de triagem consiste em encontrar os pacientes que não apresentam uma protuberância cúspide normal à palpação. Se necessário, é efectuada uma avaliação radiográfica adicional. Em

Nas más oclusões de Classe I não apinhadas, recomenda-se a excisão selectiva das cúspides decíduas como tratamento intercetivo.

Bernard C., Turcotte JY, and Fournier A. (1982)[11] Este artigo tem como objetivo explicar e explorar uma técnica tecnológica para extrusão ortodôntica de dentes caninos impactados que é geralmente desconhecida e subestimada. Este é um relato inicial de um estudo de investigação em pacientes tratados por extrusão ortodôntica de dentes impactados que foi realizado em nossas clínicas de graduação. Vinte e sete desses pacientes - dezesseis unilaterais e onze bilaterais - apresentavam impactação do canino superior, resultando em um total de trinta e oito dentes. As vantagens e desvantagens da aplicação de uma força extrusiva com um aparelho removível do tipo Hawley são abordadas, juntamente com algumas preocupações cirúrgicas e diferentes aparelhos de fixação de impactação.

O estudo conduzido por Kohavi D, Becker A, Zilberman Y em 1984[12] examinou vinte e três pacientes que tinham recebido tratamento ortodôntico para reparar impacções unilaterais de caninos palatinos. A avaliação teve lugar 2,3 anos, em média, após a remoção de todo o equipamento ortodôntico. A exposição cirúrgica dos pacientes foi classificada como "leve" ou "pesada". Os pacientes foram posteriormente classificados em dois grupos de acordo com o tipo de movimento ortodôntico realizado: "leve" para movimentos de inclinação, extrusão e rotação, e "pesado" para movimentos radiculares. A posição final dos dentes foi classificada como perfeita ou imperfeita, caso houvesse rotações ou espaços presentes. Os resultados revelaram alterações deteriorativas evidentes nos casos em que foi realizada uma cirurgia mais extensa e em que o movimento do dente necessitou de alterar ativamente a posição da raiz. Nada se alterou com a deslocação irregular do dente. Nestas situações, é aconselhável restringir o âmbito das intervenções cirúrgicas e evitar a exposição da junção cemento-esmalte.

O dentista enfrenta obstáculos de diagnóstico significativos quando lida com um dente impactado ou mal erupcionado e a patose concomitante (Grove PS, Lorton L, 1985).[13] Descobriu-se que existiam mais de 10.000 casos de impactação por cada 5.000 recrutas do Exército. Os quadros apresentam uma visão geral do tipo e da localização da impactação. As impactações eram mais comuns do que se pensava anteriormente, o que poderia ser o resultado de uma amostragem tendenciosa. Inesperadamente, mais segundos e quartos molares estão a sofrer impactações. Todos os dentes permanentes foram afetados por impactações ou mal-erupções, com exceção dos incisivos inferiores e primeiros molares. Um botão dentário mal posicionado ou uma barreira no trajeto da erupção podem resultar numa impactação. No entanto, o mecanismo exato ainda é desconhecido. A importância da radiografia panorâmica na identificação de dentes impactados anormalmente posicionados é exemplificada pelo relato de seis ocorrências raras de dentes permanentes impactados.

Kurol J., Ericson S. (1986)[14] examinou as causas e o tratamento da luxação maxilar ectópica canina. Há muita discordância sobre o que causa a ectopia palatina canina. Analisamos os dados mais recentes relativos à orientação e às ideias genéticas. Os dados científicos disponíveis informam as opções de tratamento pormenorizadas e apresentam as indicações para cada técnica terapêutica. Os efeitos negativos da ectopia canina são finalmente explorados.

Em 1987, Ericson S. e Kurol J.[15] examinaram se era possível obter mais informações através de vários métodos de radiografia em 125 crianças que poderiam ter sofrido uma erupção ectópica dos caninos superiores. 7% das 3.000 crianças com idades entre os 10 e os 15 anos que foram submetidas a avaliações clínicas necessitaram de exames radiográficos para determinar a localização dos caninos. Através de um procedimento de diagnóstico radiográfico sistemático e progressivo, um total de 84 crianças (2,8%) foram selecionadas, com base na identificação clínica e nas radiografias periapicais, como potenciais casos de caninos superiores com erupção ectópica. A maioria dos caninos em erupção ectópica estava posicionada palatalmente e, em 92% dos casos, as localizações podiam ser determinadas com precisão suficiente a partir de filmes periapicais padrão. No entanto, a técnica intra-oral conseguiu libertar com sucesso o incisivo lateral do canino ectópico em apenas 37% dos pacientes. Foi frequentemente observado que a camada de osso denso ao redor do incisivo lateral, que fica ao lado do dente canino, estava danificada. 29% dos caninos ectópicos necessitaram de mais exames politomográficos devido à incapacidade de projetar livremente os incisivos laterais ou de identificar se estavam livres de reabsorções. A politomografia aumentou o número de reabsorções, e as reabsorções induzidas por caninos ectópicos representaram 12,5% de todas as reabsorções. Para as situações em que os caninos superiores emergem numa posição incorrecta, recomenda-se a utilização de um método radiográfico passo a passo denominado politomografia. Essa abordagem ajuda a melhorar o planejamento da terapia ortodôntica, localizando com precisão os caninos e determinando se há algum dano aos incisivos.

Ericson S, Kurol J (1988)[16] avaliou os factores que predispõem à reabsorção do incisivo lateral permanente vizinho provocada pela erupção ectópica do canino superior. Os participantes foram categorizados em duas coortes: uma coorte de controlo constituída por 118 casos de erupção ectópica sem qualquer reabsorção do incisivo lateral, e uma coorte experimental incluindo 40 casos de incisivos laterais com reabsorção causada por erupção ectópica. Os indivíduos de ambos os grupos tinham idades que variavam entre 10,0 e 15,0 anos, o que se alinha com o período de tempo típico para a erupção do canino superior. A diferença média de idade foi de apenas 0,7 anos. As raparigas apresentaram uma taxa de reabsorção dos incisivos laterais três vezes superior à dos rapazes. Em comparação com os casos de controlo, os casos de reabsorção apresentaram uma rota horizontal de erupção um pouco mais mesial (com uma média de 10 graus), um crescimento dentário mais avançado e uma localização mais central do canino na arcada dentária. A reabsorção não foi relacionada a variáveis como a largura do folículo pericoronário e a inclinação do incisivo lateral, ou inclinação distal. Qualquer caso em que a cúspide do canino esteja localizada mais próxima da linha central do incisivo lateral nos filmes periapicais e panorâmicos pode ser considerado um possível caso de reabsorção. Se necessário, estas circunstâncias devem ser examinadas minuciosamente através de politomografia. Uma trajetória de erupção horizontal mais mesial aumenta igualmente a probabilidade de reabsorção. É aconselhável efetuar uma avaliação clínica anual através da palpação do trajeto de erupção dos caninos em crianças com menos de dez anos de idade. Nos casos em que há suspeita de erupção ectópica dos caninos superiores, é necessário fazer um exame radiográfico minucioso, juntamente com a avaliação clínica, passo a passo.

O estudo realizado por Vardimon et al. (1991)[17] revelou que a irregularidade no processo de erupção era um elemento causador significativo da impactação. Por conseguinte, o tratamento ideal deve ter como objetivo reproduzir o mecanismo de erupção típico. As técnicas de tração convencionais, por outro lado, têm sido associadas a bolsas periodontais, junções cemento-esmalte expostas, inflamação da gengiva, recessão óssea, diminuição da gengiva ligada e, além disso, ocorre reabsorção radicular tanto no dente afetado como nos dentes adjacentes. Estas consequências negativas ocorrem quando o dente impactado é exposto prematuramente à cavidade oral devido a um sistema de força excessivamente potente e a um trajeto que não se limpa a si próprio. Esta investigação apresenta um dispositivo inovador de atração magnética que utiliza um íman intra-oral ligado a um retentor do tipo Hawley e um suporte magnético afixado a um dente impactado. Os suportes magnéticos foram construídos nas orientações vertical e horizontal, com o eixo magnético magnetizado num ângulo reto em relação à base do suporte na orientação vertical e alinhado com a base na configuração horizontal. O tipo vertical é utilizado para caninos e incisivos impactados, enquanto o suporte magnético horizontal é utilizado para pré-molares e molares impactados. Através da utilização do equipamento OMSS, um exame abrangente do sistema de força magnética indicou que a combinação de uma área de superfície de pólo considerável no íman intra-oral e um suporte magnético diminuto produziu a direção convergente mais eficiente. O dispositivo de erupção magnética investigado para este artigo foi utilizado em quatro pacientes e num animal. Os ímanes Nd2Fe14B estavam alojados em caixas de aço inoxidável ou cobertos com parileno. Antes de realizar a cirurgia numa área profundamente impactada, o retalho cirúrgico mucoperiosteal foi suturado sobre o suporte magnético colado, após o suporte ter sido submetido a uma esterilização a frio. Cerca de uma a duas semanas após a conclusão do processo de cicatrização, iniciou-se o fenómeno de atração. Consequentemente, os dentes que emergiam na cavidade oral reproduziam as circunstâncias de uma erupção normal. O sistema funcionou bem num intervalo de força atractiva de 0,2 a 0,5 N. Um espaçador magnético foi temporariamente inserido entre as duas unidades magnéticas para conseguir o ajuste. Este pequeno número de casos tratados não mostrou efeitos negativos, e a duração do tratamento foi encurtada. Uma vez que os ímanes fornecem uma orientação espacial regulada, forças de atração eficazes a curtas distâncias e um método cirúrgico menos invasivo, o estudo sugere a sua utilização para tratar a impactação.

Bishara SE (1992)[18] forneceu um resumo da incidência, das consequências e dos factores cirúrgicos, periodontais e ortodônticos a ter em conta no tratamento dos caninos impactados. Para aplicar efetivamente a força ortodôntica nos caninos impactados, o clínico deve ter uma compreensão clara das diferenças nos cuidados cirúrgicos entre os caninos impactados labialmente e palatalmente, as vantagens da terapia de arcada única versus terapia de duas arcadas, e os resultados potenciais da extração do canino.

Foi demonstrado por Kokich VG, Mathews DP (1993)[19] que os dentes não irrompidos são tipicamente desviados ou angulados de forma anormal ao longo do desenvolvimento. Eles não são mais capazes de irromper quando o ápice da raiz se fecha. Eles falaram sobre as várias técnicas cirúrgicas usadas para remover esses dentes impactados. Segundo eles, existem três abordagens distintas para expor o dente impactado: excisão, retalho posicionado apicalmente e a abordagem de erupção fechada. Por fim, a mecânica ortodôntica e a integração entre a movimentação dentária e as técnicas cirúrgicas foram minuciosamente explicadas e demonstradas para todos os tipos de tratamentos de impactação e desobturação.

Kennedy DB, Kokich VG, Vermette ME. (1995)[20] objetivo desta investigação foi avaliar as caraterísticas estéticas e gengivais de dois métodos - a técnica de erupção fechada e o retalho posicionado apicalmente - para revelar dentes anteriores maxilares que estão impactados para a frente da boca. A amostra foi composta por trinta pessoas que apresentavam um único dente anterior do maxilar superior impactado em direção ao lábio. Esses participantes haviam completado um tratamento ortodôntico há pelo menos três meses. Doze pacientes foram submetidos a uma abordagem de erupção fechada (EC), enquanto os dezoito restantes foram submetidos a um tratamento com retalho posicionado apicalmente (APF). Após a inspeção clínica, observou-se que os dentes expostos do grupo CE apresentavam um nível ósseo de sondagem mais elevado na superfície anterior e uma largura mais estreita de gengiva ligada na superfície posterior, em comparação com os seus homólogos não afectados. Os dentes não expostos do grupo APF apresentavam as seguintes caraterísticas: maior comprimento da coroa na superfície médio-facial, margens gengivais mais apicais nas superfícies mesial e facial, maior nível de inserção à sondagem na superfície facial, gengiva mais larga na superfície facial, aumento do nível ósseo à sondagem nas superfícies mesial, facial e distal e cicatrizes gengivais. No exame radiográfico, os dentes expostos em ambos os grupos tinham raízes mais curtas. A análise fotográfica mostrou que os dentes não cobertos do grupo APF tinham recaído verticalmente. Os resultados indicam que os dentes anteriores superiores com dentes impactados labialmente, que são expostos através de uma abordagem de retalho posicionado apicalmente, têm consequências estéticas mais pronunciadas em comparação com os dentes expostos através de uma abordagem de retalho fechado.

procedimento de erupção.

A Sociedade Britânica de Ortodontia emitiu quatro diretrizes clínicas e o Royal College of Surgeons of England produziu duas, de acordo com Jones JW (1999).[21] Cada diretriz é publicada juntamente com a análise logo a seguir. Dado o precedente criado pelo processo Bolitho V. City & Hackney Health Authority em 1997, em que os tribunais do Reino Unido têm o poder de escolher entre dois pareceres de peritos médicos reputados se considerarem que um deles é ilógico, é provável que os tribunais do Reino Unido se baseiem cada vez mais em diretrizes clínicas fidedignas para avaliar se foi respeitado um padrão razoável de cuidados em casos que envolvam negligência médica. Por conseguinte, é fundamental que os médicos conheçam estas sugestões de diretrizes. Se estas não forem seguidas, o doente deve ser consultado e as razões devem ser registadas nas notas do processo clínico. Este ensaio tem como objetivo chamar a atenção para recomendações que têm implicações para a medicina e para o direito.

De acordo com Richardson G, Russell KA (2000)[22] , uma vez que 1-2% das pessoas têm cúspides maxilares permanentes impactadas, os dentistas gerais devem estar cientes dos sintomas e indicadores deste problema, bem como das medidas preventivas que podem ser tomadas. A impactação vestibular ou palatina das cúspides é identificada pelas seguintes caraterísticas: posicionamento mesiodistal atípico e angulação das cúspides permanentes maxilares em desenvolvimento nas radiografias; ausência de protuberâncias caninas no sulco vestibular, indicando um caminho lingual de erupção e potencial impactação; e assimetria no tempo de esfoliação e erupção das cúspides. Quando os dentes cúspides impactados são diagnosticados entre os 8 e 10 anos de idade, as maiores consequências, incluindo reabsorção radicular dos incisivos laterais, exposição cirúrgica e alinhamento ortodôntico, são consideravelmente reduzidas. Em determinadas situações, a impactação das cúspides maxilares permanentes e outras consequências podem ser evitadas através da extração das cúspides maxilares primárias.

Stewart JA et al. (2001)[23] realizaram um estudo para determinar se havia uma disparidade na duração do tratamento entre pacientes com caninos impactados em ambos os lados do palato e pacientes com impacção em apenas um lado. O estudo também teve como objetivo estabelecer a correlação entre a posição inicial de um canino superior impactado palatino, como observado em uma radiografia panorâmica, e a duração do tratamento ortodôntico. O número total de adolescentes participantes foi de 47 indivíduos, sendo 19 pacientes com impactações unilaterais e 18 indivíduos com impactações bilaterais. Foram colocados aparelhos ortodônticos fixos completos em cada participante. A duração do tratamento deste grupo foi comparada com a de um grupo de controlo que partilhava as mesmas caraterísticas, mas que não incluía o canino afetado. Os resultados indicam que a duração média da terapia para o grupo de controlo foi de 22,4 meses, para o grupo com impacto unilateral foi de 25,8 meses e para o grupo com caninos afectados bilaterais foi de 32,3 meses. A duração da terapia para a amostra de caninos afectados foi influenciada pela idade do paciente no início do tratamento; os indivíduos mais jovens necessitaram de um curso de tratamento mais prolongado. A duração do tratamento para caninos impactados localizados a menos de 14 mm do plano oclusal foi de 23,8 meses, enquanto os caninos impactados localizados a mais de 14 mm do plano oclusal exigiram uma duração média de tratamento de 31,1 meses.

Becker A, Brin I, Ben-Bassat Y, Zilberman Y, Chaushu S. (2002)[24] trataram incisivos centrais que não apresentavam variações discerníveis no comprimento das coroas, largura da gengiva anexa, ou índices de placa e gengival; no entanto, foi descoberto um aumento marginalmente significativo na profundidade média da bolsa em comparação com os incisivos contralaterais. De acordo com o estudo, os dentes tratados tinham menos 5% a 6% de suporte ósseo e, num terço dos casos, foi observada uma forma gengival aberrante. Embora as profundidades de placa, gengival e de bolsa fossem as mesmas em ambos os lados dos incisivos laterais, os incisivos laterais próximos ao dente tratado apresentavam coroas mais longas e gengiva queratinizada mais estreita. Em geral, existem poucas consequências clínicas resultantes de uma exposição cuidadosa e alinhamento de incisivos impactados utilizando a abordagem de erupção fechada, apesar da presença de diferenças estatisticamente significativas em algumas caraterísticas periodontais que foram investigadas.

As opções de tratamento para um incisivo dilacerado foram discutidas por Tsai TP (2002).[25] Estas incluem tração ortodôntica, cirurgia e extração. Devido à angulação da raiz do incisivo impactado, os pacientes com este tipo de incisivos são tipicamente jovens, e o tratamento é tipicamente complexo e demorado. Uma outra opção terapêutica para este problema específico é a recolocação cirúrgica. De acordo com o estudo, o reposicionamento cirúrgico é um tratamento menos complicado para os incisivos que estão dilacerados. É particularmente útil para a impactação que é difícil de tratar. A investigação também demonstrou que o espaço de transplante e o desenvolvimento da raiz do incisivo determinam se deve ser efectuado um reposicionamento cirúrgico.

Olive RJ (2002)[26] avalia se o tratamento ortodôntico por si só pode tratar eficazmente crianças com caninos superiores impactados. Os sujeitos incluíram 28 crianças com 32 caninos impactados palatalmente (idade média: 13,5 anos, variação: 11,4-16,1 anos). Para abrir espaço na arcada para os dentes impactados, os caninos principais subjacentes foram removidos entre 0 e 42 meses antes do início do tratamento com aparelhos. Não foram realizadas outras intervenções cirúrgicas antes do início do tratamento com o aparelho. Se a principal razão para o tratamento fosse um canino afetado, o tratamento com aparelho era adiado por um mínimo de seis meses; caso contrário, o tratamento era iniciado de acordo com as necessidades do paciente. Após a terapia ortodôntica e a evacuação dos caninos primários subjacentes, a gravidade da impactação diminuiu em 94% dos pacientes. As crianças mais velhas tinham geralmente as impressões mais profundas. Depois de receberem terapia ortodôntica para lhes dar espaço na arcada, a maioria dos caninos (75%) saiu; os caninos restantes foram expostos cirurgicamente. As crianças cujas lesões eram mais graves necessitaram de um tempo maior de tratamento com aparelhos. Conclui-se que crianças com caninos superiores impactados podem se beneficiar do tratamento com aparelho fixo, que abre espaço para um canino palatino afetado.

Uma pesquisa realizada por Agrait EM, Levy D, Gil M e Singh GD (2003)[27] revelou que, em certos pacientes, os incisivos centrais permanentes ficam impactados dentro do alvéolo e não conseguem erupcionar. Antes do reposicionamento ortodôntico, o reimplante cirúrgico pode ser considerado um tratamento adequado para pessoas com impacções adversas. Concluíram que, desde que o posicionamento anatómico do dente seja adequado, o reposicionamento ortodôntico combinado com a reimplantação cirúrgica pode ser a melhor forma de tratamento para os dentes impactados.

De acordo com Kokich VG (2004)[28] , a maioria dos ortodontistas rotineiramente trata os dentes impactados mecanicamente; no entanto, as impactações podem ser incômodas, e o resultado estético resultante pode ser incerto se o cirurgião expuser inadequadamente o dente afetado. O autor afirma que o processo de erupção pode ser simplificado com a abordagem correta de desobturação, produzindo um resultado previsível e esteticamente agradável. Isso é particularmente válido para caninos superiores impactados. Os caninos superiores são os segundos dentes permanentes mais frequentemente impactados, atrás dos terceiros molares. Aproximadamente 33% dos caninos superiores impactados estão localizados labialmente, dentro do alvéolo, enquanto os 67% restantes estão localizados palatalmente. Na maioria das vezes, determinados parâmetros ditam o melhor momento e a melhor abordagem cirúrgica para identificar um canino afetado.

Patel S, Fanshawe T, Bister D, Cobourne MT (2004)[29] efectuou uma avaliação das taxas de sucesso e sobrevivência após o autotransplante de dentes caninos superiores permanentes. Um total de 63 autotransplantes de caninos superiores foram realizados, incluindo 49 indivíduos. Os caninos superiores apresentaram desenvolvimento radicular completo após o transplante. A amostra foi dividida em dois grupos: um constituído por 63 caninos transplantados sem quaisquer controlos, e outro constituído por 27 caninos transplantados unilateralmente, comparados com os caninos não transplantados do outro lado, numa análise de caso-controlo. Os dentes foram avaliados clinicamente utilizando os seguintes critérios de sucesso estabelecidos: mobilidade, profundidade da bolsa de sondagem (PPD), sangramento gengival, vivacidade, cor e presença de dentes para sobrevivência e reabsorção. O exame radiográfico avaliou os níveis ósseos, quaisquer indicações de patologia e o grau de reabsorção inflamatória interna e externa. O tempo médio de permanência in situ foi de 14,5 anos e a conclusão do estudo foi que a taxa de sobrevivência foi de 83%. Dos transplantes, trinta e oito por cento foram considerados efectivos. Os dentes que foram transplantados e os que não foram transplantados em pacientes com doença periodontal (PPD) revelaram ligações fortes e significativas com o sangramento gengival (P = 0,006), vitalidade (P = 0,004), cor (P = 0,002) e vitalidade (P = 0,006). O autotransplante de caninos superiores impactados pode ser essencial e, em última análise, eficaz em algumas situações. Ao avaliar o autotransplante como uma terapia potencial para caninos muito desalinhados com opções limitadas de alinhamento ortodôntico, a taxa de sobrevivência é geralmente considerada favorável, apesar da baixa taxa de sucesso geral do estudo (ausência de reabsorção, mobilidade e tecidos periodontais saudáveis).

Crescini A, Nieri M, Buti J, Baccetti T, Pini Prato GP (2007)[30] realizou um estudo sobre caninos superiores impactados. Utilizaram uma combinação de tratamento cirúrgico (abordagem com retalho) e ortodôntico (tração direta para o centro da crista). O estudo teve como objetivo avaliar os efeitos das inclusões radiográficas pré-tratamento (ângulo alfa, distância d e sector s) em dois resultados: (1) a duração da tração ortodôntica ativa e (2) o estado periodontal pós-tratamento, especificamente a profundidade da bolsa (PD) e a largura do tecido queratinizado (KT). A duração da tração ortodôntica foi substancialmente correlacionada com factores radiográficos pré-tratamento. A duração da tração não foi significativamente afetada pela idade, sexo ou local da impacção. Na conclusão do tratamento cirúrgico-ortodôntico, não houve variações discerníveis na DP e KT entre quaisquer das variáveis consideradas. Após o tratamento ortodôntico, a análise das variáveis PD e KT demonstrou um periodonto saudável.

Falahat B, Ericson S, D'Amico RM, Bjerklin K (2008)[31] relatou o resultado a longo prazo de incisivos maxilares com raízes reabsorvidas após a correção dos caninos ectópicos correspondentes. Na altura do primeiro registo, 107 crianças e adolescentes com 156 caninos superiores ectopicamente posicionados, com idades entre os 9 e os 15 anos (média de 12,5 anos), eram os sujeitos. A possível ocorrência de reabsorção radicular dos incisivos motivou o encaminhamento dos jovens à clínica especializada em Ortodontia para avaliação. Dos 51 pacientes contactados, 16 não compareceram. Após a exclusão de 8 indivíduos dos 35 restantes, devido à extração de incisivos laterais, restaram 27 participantes para o registo de acompanhamento. Todos os participantes foram submetidos a avaliações radiográficas, que incluíram tomografias computorizadas (TC), efectuadas na primeira consulta. O exame radiográfico na consulta de acompanhamento limitou-se apenas a filmes intra-orais. Durante o período de acompanhamento de 2 a 10 anos, não se registaram casos de incisivos perdidos que tivessem sofrido reabsorção. Treze dentes tiveram suas lesões de reabsorção reparadas, doze permaneceram inalterados e sete apresentaram lesão avançada. Onze dos treze dentes com evidência de restauração não apresentavam reabsorção, enquanto os dois incisivos laterais apresentavam reabsorção moderada. Doze incisivos laterais e cinco incisivos centrais foram identificados com reabsorção severa ou moderada na altura do primeiro registo; no acompanhamento, esse número tinha diminuído para onze incisivos laterais e seis incisivos centrais. No seguimento, as radiografias intra-orais revelaram a resolução completa das lesões em 10 pessoas anteriormente diagnosticadas com reabsorção de 13 incisivos. Assim, as raízes dos incisivos demonstram uma regeneração robusta a longo prazo, mesmo em casos de reabsorção significativa. A reabsorção radicular é uma escolha potencial para os incisivos num sistema de aparelhos ortodônticos.

Bedoya MM, Park JH (2009)[32] Através de um diagnóstico clínico adequado, exame radiográfico e tratamento intercetivo imediato, os médicos podem ser capazes de prevenir caninos impactados, uma vez que eles podem ser identificados numa idade precoce. Os caninos impactados podem ser tratados utilizando várias técnicas cirúrgicas e ortodônticas, com base no facto de as impacções serem palatinas ou labiais. Estes métodos também variam com base no julgamento clínico e na experiência. É típico que os caninos sofram impactação; assim, os médicos precisam de estar preparados para lidar com isso. Os caninos superiores impactados podem ser reposicionados na arcada dentária e estimulados a emergir através da identificação precoce, intervenção imediata e terapia cirúrgica e ortodôntica bem-sucedida.

Haney E, Gansky SA, Lee JS, Johnson E, Maki K, Miller AJ, Huang JC. (2010)[33] examinou as variações entre duas modalidades de diagnóstico por imagem e planos de tratamento para o tratamento de caninos superiores impactados. Houve um total de vinte e cinco casos consecutivos em que os caninos superiores estavam impactados em indivíduos que estavam a receber tratamento ortodôntico. O primeiro conjunto de radiografias incluiu radiografias panorâmicas, oclusais e duas periapicais, que são imagens convencionais bidimensionais (2D). O segundo conjunto consistiu em impressões de imagens dentárias volumétricas tridimensionais (3D) obtidas a partir de uma tomografia computorizada de feixe cónico (CBCT). Cada canino afetado e a modalidade de radiografia de diagnóstico (2D e 3D) foram avaliados por sete membros do corpo docente através do preenchimento de um questionário. Os dados ilustram que os resultados de localização dos juízes diferiram consoante a tecnologia de raios X utilizada. A localização observada da ponta da cúspide mesiodistal apresentou uma discrepância de 21%, mas a posição labiopalatina percebida teve uma variação de 16%. Trinta e seis por cento não tinham conhecimento da reabsorção radicular dos dentes vizinhos. Ao verem as imagens 3D da CBCT, os juízes modificaram os seus planos de tratamento para 27% dos dentes que inicialmente se pretendia preservar, restaurar ou excisar com base nas radiografias 2D. Esta alteração nos planos foi estatisticamente significativa de acordo com o teste McNemar (qui-quadrado = 4,45, P = 0,035). A confiança dos médicos na fiabilidade do diagnóstico e do plano de tratamento aumentou significativamente quando as fotografias de CBCT foram incluídas (P <0,001). Os resultados demonstram que abordagens diagnósticas e terapêuticas únicas podem ser derivadas de imagens 2D e 3D de caninos superiores impactados.

De acordo com Litsas G, Acar A. (2011)[34] , a impactação dos caninos superiores é um problema clínico frequente que geralmente requer uma abordagem colaborativa para o tratamento. Para além do longo período de tratamento e da pressão financeira sobre o paciente, os intrincados processos ortodônticos utilizados para alinhar o dente impactado na arcada e a exposição cirúrgica do dente podem causar vários graus de danos aos tecidos de suporte do dente. Portanto, parece ser benéfico concentrar-se em métodos de deteção e intervenção precoce nesse cenário clínico. Este artigo examina as teorias em torno das causas dos caninos impactados e os factores que podem prever a impacção do canino na dentição mista. Também fornece uma descrição abrangente dos métodos actuais de terapia interceptiva.

O objetivo do tratamento ortodôntico para um canino impactado palatino é reposicionar os dentes dentro da arcada dentária, minimizando qualquer dano aos tecidos periodontais (Shastri D, Nagar A, Tandon P, 2014)[35] . Várias abordagens ortodônticas e cirúrgicas foram propostas para lidar com o posicionamento do dente impactado, e diversos métodos de tração são usados. A duração total da terapia foi de 15 meses, sendo 3 meses dedicados à tração e 12 meses dedicados ao alinhamento. Neste caso em particular, conseguimos reposicionar com sucesso o canino superior impactado palatino na arcada dentária, utilizando a técnica da janela aberta para exposição do canino e uma mola K9 modificada para tração ortodôntica.

Relativamente aos dentes impactados, um estudo realizado por Chandak S, Shetty CM (2014)[36] determinou que as tomografias computorizadas dentárias oferecem informações significativamente superiores às radiografias. Essas informações incluem informações sobre a divergência da raiz, o posicionamento do dente impactado em relação aos dentes vizinhos, o assoalho nasal, o seio maxilar e o canal mandibular. No entanto, foi demonstrado que a TC dentária apenas apresentou uma vantagem marginal sobre a radiografia na avaliação exacta da quantidade de raízes, da inclinação dos dentes impactados e do alinhamento do dente com a crista alveolar. A TC dentária demonstrou o seu papel essencial como ferramenta de diagnóstico na determinação das conexões posicionais e da inclinação vestibulolingual dos dentes impactados.

Becker A, Chaushu S (2015)[37] forneceram uma lista abrangente de factores que contribuem para a impactação dos caninos superiores permanentes, incluindo obstruções dos tecidos duros, distúrbios dos tecidos moles e anomalias nos dentes vizinhos. Além disso, discutiram a correlação controversa entre factores ambientais e genéticos. Estes incidentes têm sido retratados como caraterísticas separadas e invulgares, sendo cada um deles explicado como tendo uma causa hereditária, incluindo o próprio canino anormal. Estas ocorrências foram observadas em muitos estudos realizados após o diagnóstico de impactação canina. Além disso, eles argumentaram que uma teoria de orientação apresenta uma explicação alternativa e uma compreensão dos estudos, sugerindo que caraterísticas anormais determinadas geneticamente criam um ambiente anormal no qual o canino é levantado e influenciado a seguir um caminho errado e muitas vezes mal sucedido de erupção dentária. Além disso, eles afirmaram que a genética tem um papel abrangente no contexto mais amplo.

Encontrar um dente impactado é apenas a primeira etapa para fazer um diagnóstico preciso num caso de dente impactado. O foco principal do ortodontista é a posição do dente afetado, depois de analisar critérios complexos, tais como achados patológicos e potencial reabsorção radicular dos dentes vizinhos. A determinação do melhor curso de ação requer a visualização da localização e orientação precisas do dente. Isto pode envolver ortodontia limitada ou abrangente, juntamente com extração, observação ou um esforço para alinhar os dentes impactados. A compreensão da localização do dente impactado torna-se crucial para a definição das melhores abordagens cirúrgicas, bem como para a avaliação da viabilidade e mecanoterapia do alinhamento ortodôntico.[4,37]

O posicionamento preciso do dente afetado desempenha um papel crucial na determinação da viabilidade do método cirúrgico, da orientação correta para a aplicação da pressão ortodôntica e da acessibilidade adequada. Os seguintes instrumentos de diagnóstico são necessários para avaliar os caninos afectados:

**História de caso:**

**A) Método clínico de diagnóstico:**

- Análise para determinar a simetria, a forma do arco e a forma facial.
- Ligação entre a linha média dentária maxilar e a linha média da face.
- É necessária uma documentação exacta do overjet e da sobremordida.
- Retenção a longo prazo dos dentes de leite; aparecimento tardio dos dentes de adulto.

- Ausência da protuberância habitual nos dentes da frente; presença de uma protuberância invulgar no céu da boca; emergência retardada, inclinação para fora do centro ou deslocação dos dentes adjacentes.

**Métodos radiográficos de avaliação:**

- Métodos de 2 dimensões
- Métodos 3-Dimensions

Um dente impactado não é frequentemente reclamado pelos pacientes. Devido à ausência de dor, desconforto ou inchaço, os indivíduos geralmente ignoram a ocorrência da anormalidade. Considerando que o precursor decíduo é normalmente mantido, também não é imediatamente aparente quando um dente desaparece. A maioria dos dentes impactados são descobertos por acidente durante um exame dentário de rotina e não são trazidos à luz por uma queixa explícita do paciente. Tipicamente, um dente decíduo com retenção excessiva é encontrado e documentado por um dentista durante um exame dentário normal. O diagnóstico é verificado através de uma radiografia periapical.[38] Existem duas excepções principais em que um doente pode procurar orientação especializada devido a uma aparência estranha: A erupção de apenas um incisivo central maxilar ocorre normalmente cerca de um ano antes da primeira visita do doente ao dentista. O pai salienta que a erupção do segundo incisivo central é dificultada devido ao espaço insuficiente causado pela erupção do incisivo lateral do lado oposto. O incisivo central que é decíduo é frequentemente mantido no lugar. O segundo caso de incumprimento é o de um doente com 14-15 anos que pretende restaurar uma lesão cariosa pouco atractiva no seu canino decíduo superior retido. Muitas vezes, o paciente não tem consciência de que este dente não é permanente, pelo que é necessária uma orientação especializada adequada para indicar que a extração e a resolução da impactação do canino permanente são provavelmente o melhor curso de ação. Apenas uma proporção muito pequena de casos é identificada pelo dentista geral do paciente devido a sintomas associados a consequências relativamente incomuns de dentes impactados. Esses sintomas incluem dentes vizinhos que se movem ou migram (por reabsorção radicular), crescimento ósseo indolor (por cistos radiculares ou dentígeros), ou possivelmente desconforto e/ou secreção (por um cisto infetado que se comunica com a cavidade oral).[6,38]

**Exame clínico:**

A presunção de inclusão pode ser frequentemente estabelecida com base no exame clínico. São utilizadas duas abordagens:[10]

**Inspeção:**

- Um dente decíduo que permanece na arcada depois de ter sido substituído.

- Quando um dente permanente erupciona mais tarde do que o esperado, ele está ausente.

- Ao apoiar a mesialização dos dentes vizinhos, o espaço disponível para a erupção dentária é reduzido.

- A torção ou deformidade dos dentes (rotações e translações) ao lado do dente perdido.

- A inconsistência na emergência dos dois dentes correspondentes à esquerda e à direita, bem como a sua esfoliação, são factores que sugerem fortemente a inclusão ou retenção de um dente.[39]

**Palpação:**

Para avaliar o movimento dos dentes, usar os dois dedos indicadores para tocar simultaneamente o revestimento externo e interno da boca. Além disso, pensa-se que a inclusão ou agenesia ocorreu quando não havia nenhum canino corcunda presente na arcada aos 10 ou 11 anos de idade, o que coincidiu com o desaparecimento do canino permanente. No entanto, o diagnóstico de inclusão só pode ser determinado com certeza por meio de exame radiográfico.[2,39]

**Método radiográfico de diagnóstico:**

O processo inicia-se com uma radiografia panorâmica dentária, para além do exame clínico. As técnicas complementares são centradas em torno desta imagem. Os procedimentos complexos tradicionais simples devem ser priorizados, e a imagiologia moderna só deve ser utilizada em situações em que os exames básicos são insuficientes.

**Radiografia periapical:**

Uma imagem bidimensional de uma estrutura tridimensional é o que representa uma radiografia. Para determinar a localização do canino tanto mesiodistalmente como vestibulo-bucalmente, é imperativo obter um mínimo de duas balas com efeitos distintos. Assim, obter dois ou três disparos é a base da "regra de Clark", por vezes conhecida como a abordagem "tubeshift". [16,40] A primeira imagem é captada a partir de um ângulo mesial, enquanto a imagem seguinte é obtida a partir de um ângulo distal. Na terceira imagem, o feixe central é alinhado perpendicularmente ao processo alveolar, resultando num resultado que corresponde ao alinhamento ótimo do eixo do canino. Considera-se que o dente está na posição palatina quando apresenta um movimento alinhado com a fonte de raios X. O objeto está situado na posição vestibular e apresenta um movimento na direção oposta.

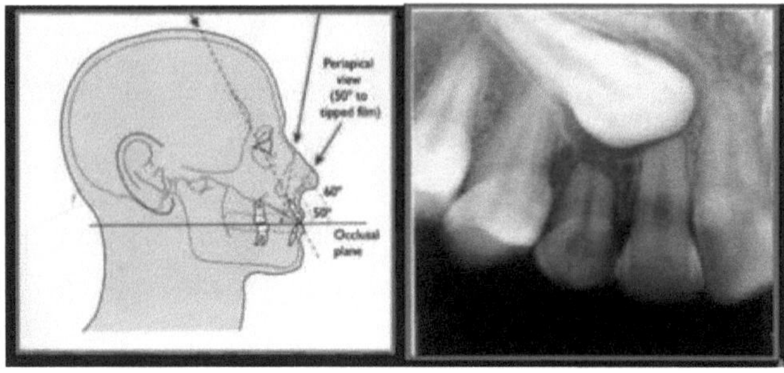

Fig. 2: Radiografia periapical.

A película periapical ajuda a fornecer informações como:

- A existência ou não de um dente impactado.

- A fase de desenvolvimento.

- As dimensões e a existência de um folículo.

- O padrão de reabsorção e a integridade estrutural da coroa ou da raiz.

- A existência ou não de dentes supranumerários.

- Estão presentes lesões dos tecidos moles, tais como quistos.

**Método da paralaxe (Princípio de Clark & Richards):**

A abordagem requer a captura de duas fotografias periapicais do mesmo item a partir de perspectivas ligeiramente diferentes para melhorar a perceção de profundidade na imagem bidimensional, imagem bidimensional que cada filme sozinho retrata. É útil para diferenciar entre o deslocamento vestibular ou lingual do canino.

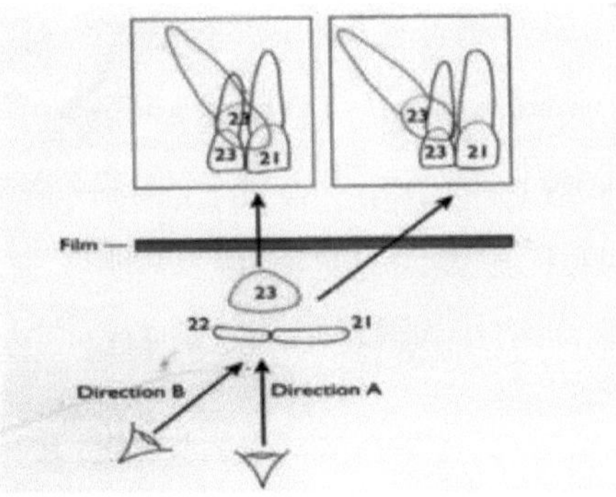


**Fig. 3: Método de paralaxe.**

**Procedimento:**

A radiografia é captada na região específica de interesse na película periapical, com o feixe de raios X direcionado num ângulo apropriado em relação ao plano horizontal e perpendicular a uma tangente à linha do arco nessa posição específica.

No segundo clip, a ampola de raios X mantém um ângulo constante em relação ao plano horizontal enquanto é deslocada para a frente ou para trás ao longo da arcada dentária. O tubo de raios X deve representar um círculo com um centro que se encontra algures no meio do palato, com um comprimento de arco entre $30^0$ e $45^0$ .

O conceito SLOB é a sua base. Se o item se deslocou para o mesmo lado que o tubo de raios X, considera-se que está posicionado lingualmente. Inversamente, se se tiver deslocado para o lado oposto, considera-se que está do lado bucal.

**Radiografia oclusal:**

Devido aos seus palatos pequenos, os bebés são excelentes candidatos para a radiografia oclusal devido à sua facilidade de utilização. Estão disponíveis três tipos diferentes de impactos.

A forma do dente impactado é determinada pelo impacto disoclusal médio superior, que apresenta uma representação topográfica do palato duro. A relação entre a coroa do dente impactado e as raízes do incisivo é mostrada pelo impacto de orto-oclusão num ângulo de 90 graus. Um canino completo, incluindo a posição anteroposterior e sua conexão com os incisivos, é visto no lado disoclusal com uma inclinação de 60°.

Essa estratégia exploratória diferencia a localização dos dentes impactados na face vestibular ou palatina, fornecendo informações importantes sobre o plano transversal, que se refere à disposição do dente em relação ao ápice. A ortopantomografia é abundante.

**Arco mandibular:**

Ao captar uma imagem oclusal da mandíbula, a cabeça do paciente é inclinada para trás e o tubo de raios X é colocado perpendicularmente à película no plano oclusal. Esta imagem oferece uma visão oclusal precisa da área do canino ou do pré-molar. Para obter uma imagem oclusal exacta na área frontal, a cabeça é inclinada mais para trás e o tubo de raios X é posicionado num ângulo de 110° em relação ao plano horizontal na sínfise mentoniana, seguindo o longo eixo dos dentes incisivos.

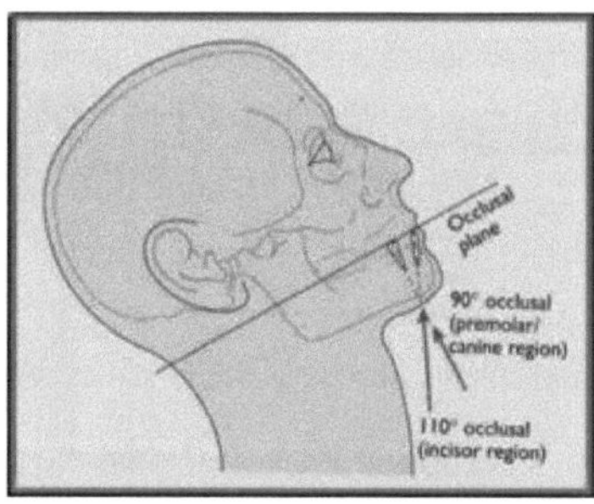


**Fig. 4: Radiografia oclusal (mandíbula).**

**Arco maxilar:**

**Oclusal anterior do maxilar:**

As estruturas anatómicas da testa e do nariz no interior da arcada maxilar constituem um desafio para a obtenção de uma proximidade do tubo de raios X à região visada para a obtenção de imagens. Para obter o melhor resultado, posicione o tubo muito próximo da face, proporcionando um ponto de vista elevado e com um ângulo acentuado.

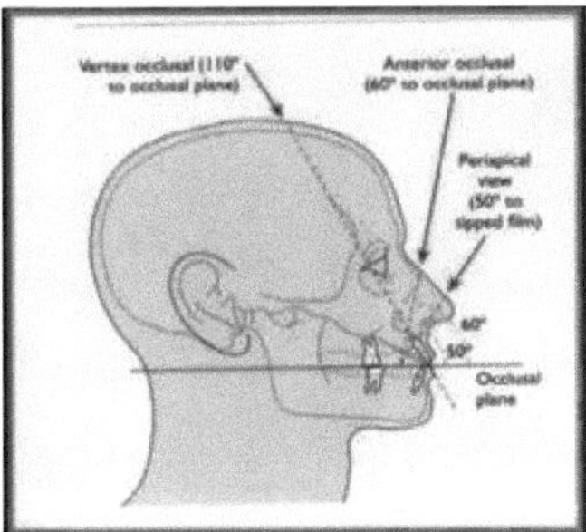


**Fig. 5: Radiografia oclusal (maxilar).**

**Vértice / Oclusal:**

Um ponto de vista que se alinha com a direção alongada dos incisivos centrais é referido como uma verdadeira vista do vértice. Isto pode acontecer se o cone for posicionado acima do vértice do crânio para criar uma película oclusal do vértice. Há uma perda de nitidez devido à viagem de longa distância do feixe.

**RADIOGRAFIA EXTRA-ORAL:**

A radiografia panorâmica dentária é também conhecida como ortopantomograma (OPG). A OPG permite aos profissionais

- Obter uma visão geral concisa dos componentes esqueléticos e dentários.

- Distinguir entre agenesia, inclusão, ectópica loco-regional e um dente congenitamente ausente na arcada dentária.

- Obter conhecimentos sobre o eixo geral do dente, a profundidade de inclusão e a proximidade de outros dentes; no entanto, não é capaz de determinar a posição do palato ou da região bucal.

- Localizar uma barreira que impeça o desenvolvimento do dente.

- Determinar eventuais problemas.

- Encontrar mais anomalias no sistema dentário.

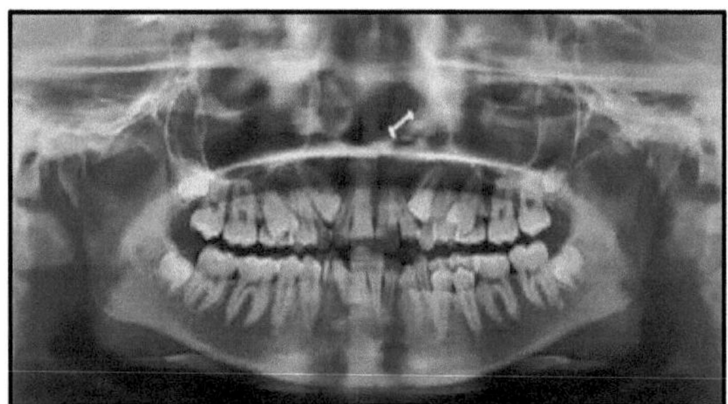

**Fig. 6: Representação de caninos afectados.**

**Vistas radiográficas em ângulos rectos:**

- As localizações antero-posterior e ventral dos objectos podem ser determinadas com uma vista lateral real, tal como um cefalograma lateral. Por outro lado, não fornece qualquer informação sobre o plano bucolingual (transversal) de um objeto.

- O plano ventral e a conexão bucolingual de um objeto são definidos por uma verdadeira perspetiva póstero-anterior.

- Estas perspectivas fornecem informações extensas sobre os três planos do espaço que incluem quaisquer dentes afectados.

**Tomografia computorizada:**

A tomografia computorizada (TC) tem sido recentemente recomendada para determinar a localização exacta de um canino afetado, particularmente nos casos em que se suspeita de reabsorção da raiz do incisivo lateral.[20,40] Com a TC, qualquer área do corpo pode ter radiografias seriadas claras obtidas a diferentes profundidades.

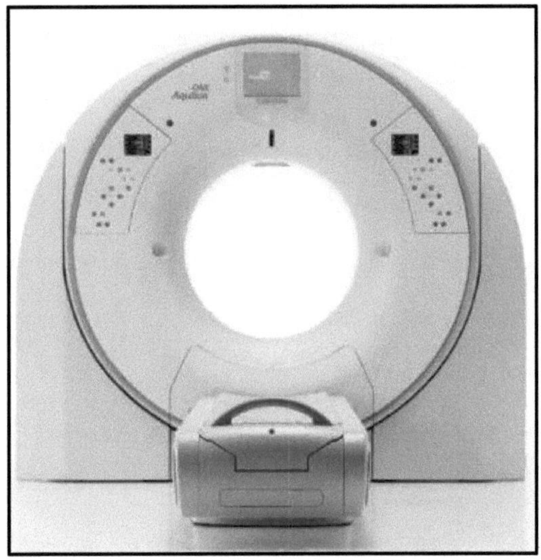

**Fig 7: Máquina de tomografia computorizada.**

**As vantagens da tomografia computadorizada incluem:**

- A técnica permite remover a sobreposição de outras estruturas, que na radiografia normal obstruiriam a nossa visão do objeto.

- A abordagem também pode fornecer dados precisos sobre a reabsorção precoce das raízes, especialmente nas superfícies vestibular e palatina.

- Uma avaliação exacta da ligação entre o dente impactado e os dentes circundantes nas três dimensões espaciais pode ser feita através do exame de "fatias" radiográficas sequenciais do maxilar. Antes do tratamento, pode não ser prático identificar este facto através de qualquer outro método.

**<u>CT/CBCT:</u>**

A tomografia computorizada (TC) é uma forma de obter imagens mais precisas de tecidos duros, como a dentição. Existem outras variações desta tecnologia disponíveis, como a TC médica convencional que utiliza feixes em forma de leque para obter cortes axiais que são depois reconstruídos por computador para visualização. As imagens de tomografia computorizada de feixe cónico (CBCT) foram produzidas mais recentemente utilizando feixes em forma de cone, que expõem os doentes a muito menos radiação. Ambos os sistemas fornecem volumes tridimensionais comparáveis e podem ser personalizados para oferecer uma gama de perspectivas bi e tridimensionais, minimizando as distorções frequentemente observadas nas imagens radiográficas tradicionais. Além disso, é produzido um volume sem erro de ampliação e com medições lineares e angulares precisas, utilizando a projeção de feixe ortogonal e a reconstrução por computador.[41] O canino maxilar afetado está a ser tratado com esta técnica. A tecnologia de TC tem sido utilizada eficazmente em vários estudos para fornecer comentários descritivos sobre a localização dos caninos afectados.[42] A remoção de aberrações como a desfocagem e a sobreposição de dentes vizinhos torna a tecnologia de TCFC

o mais útil no diagnóstico de impactação.

Além disso, em comparação com as radiografias padrão, a utilização do volume de TC permitiu uma avaliação mais exacta da reabsorção radicular e melhorou a informação sobre a relação do canino com as raízes vizinhas. Utilizando ferramentas sofisticadas de imagiologia tridimensional, os clínicos são capazes de localizar os caninos. A tomografia computorizada de feixe cónico (CBCT) é um método preciso para identificar e localizar caninos impactados. Esta técnica de imagiologia permite aos dentistas avaliar a quantidade de osso à volta de cada dente e detetar quaisquer danos nas raízes dos dentes adjacentes. No entanto, a utilização regular da CBCT é limitada devido aos custos elevados, às limitações de tempo, aos níveis mais elevados de exposição à radiação e a potenciais questões legais. O posicionamento exato do dente afetado é um fator determinante para determinar a viabilidade do método cirúrgico, a orientação correta para a aplicação da pressão ortodôntica e a acessibilidade adequada.

Os dados da TCFC foram utilizados em vários estudos para quantificar a posição tridimensional dos caninos superiores impactados de forma objetiva. Walker et al.[41] construíram linhas de referência baseadas em caraterísticas anatómicas para determinar a localização e as angulações dos dentes impactados. Liu et al.[42] realizaram um exame abrangente em 210 caninos superiores impactados, fornecendo uma descrição quantitativa da localização dos caninos e da presença de reabsorção radicular nos dentes adjacentes. Kau et al. estabeleceram um grau de dificuldade destinado a avaliar a probabilidade de um tratamento bem sucedido, utilizando vistas panorâmicas e axiais construídas produzidas a partir do volume da TCFC.[43] Ao utilizar imagens de TCFC em vez da radiografia tradicional, o estado da arte avançou significativamente. Foi demonstrado que as imagens de CBCT são de maior qualidade do que as radiografias bidimensionais convencionais quando se avalia a forma, a ligação e a orientação da coroa e da raiz. Também foi demonstrado que a adição da TCFC à ferramenta de diagnóstico de um médico influencia as decisões sobre o diagnóstico e o planeamento do tratamento.[42, 43]

# GESTÃO DE INCISIVOS IMPACTADOS

**INTRODUÇÃO:**

Conhecidos como os "seis sociais", os incisivos e caninos maxilares de um indivíduo são os dentes mais visíveis no seu sorriso. Para a maioria das pessoas, estes são também os dentes mais visíveis quando falam. Tanto para a fonética como para a estética facial, a erupção, localização e morfologia corretas destes dentes são essenciais. Embora alguns estudos tenham registado dificuldades na fala, nomeadamente com o som "s", existem muito poucos relatos de problemas funcionais relacionados com a perda de dentes anteriores.[48]

É da responsabilidade de um médico identificar a razão e criar um plano de tratamento adequado quando os incisivos não erupcionam como esperado. Embora a impactação do incisivo permanente superior seja pouco frequente em medicina dentária, a sua importância para a estética do rosto dificulta o tratamento. Embora seja invulgar diagnosticar com precisão um incisivo central impactado durante a fase de dentição mista, é tipicamente o caso quando há um atraso na emergência do dente. A deteção precoce é essencial, e o tratamento ortodôntico interceptativo tem a capacidade não só de aliviar o desalinhamento esquelético e eliminar interferências funcionais, mas também de possivelmente corrigir problemas de erupção.

Se os incisivos centrais ainda estiverem em processo de erupção e os incisivos inferiores já tiverem erupcionado completamente há mais de um ano, ou se os dentes opostos tiverem erupcionado há mais de seis meses, é necessário monitorizar ou intervir nos casos em que se verifica um atraso na erupção dos incisivos superiores.

Isto também pode ocorrer quando a sequência de erupção se desvia da norma, como quando os incisivos laterais erupcionam antes do incisivo central.

## DIAGNÓSTICO:

Para encontrar a melhor solução, as potenciais impacções devem ser diagnosticadas o mais cedo possível. Quando os dentes decíduos são extraídos precocemente, na maioria das vezes ocorre uma correção espontânea. A tomografia computorizada (TC) e muitas radiografias podem ser métodos de diagnóstico adequados.

### Exame clínico:

Deve ser efectuado um exame intra-oral para avaliar a presença de dentes decíduos, a presença de tumefação na zona buco-palatina e a adequação do espaço para os incisivos, com uma necessidade de 9 mm para os incisivos centrais e de 7 mm para os incisivos laterais.

Os principais indicadores clínicos incluem dentes vizinhos em rotação e inclinação; retenção excessiva dos dentes decíduos correspondentes enquanto o dente permanente oposto já emergiu; redução substancial do espaço para a erupção ou encerramento do dente permanente; elevação do tecido mole da mucosa palatina ou labial, dependendo da localização do dente; e a ausência de uma protuberância no sulco vestibular durante um período de, pelo menos, um ano antes da altura prevista para a erupção do dente.

A presença de um incisivo lateral homolateral na arcada é um indicador patognomónico que indica impactação de um incisivo central, porque indica uma anomalia no processo de erupção do incisivo central.

Uma sequência de erupção atípica, que inclui os incisivos laterais a erupcionarem antes do incisivo central ou os dentes vizinhos a erupcionarem seis meses mais cedo (os incisivos inferiores erupcionaram um ano mais cedo com ambos os incisivos não erupcionados). Não só deve ser documentada a posição dos dentes vizinhos na arcada, mas também se estão ou não inclinados em direção ao dente em falta ou na vertical. Isso pode ajudar a identificar onde o dente não irrompido está localizado, pois, quando ele está ao longo de sua rota típica de erupção, os dentes adjacentes podem se inclinar, porém, quando ele está longe, os dentes vizinhos podem fechar a lacuna de forma mais profunda.

A palpação alveolar é uma técnica valiosa para localizar a posição exacta de um dente que ainda não emergiu, e pode também ajudar na avaliação do dente através da inspeção radiográfica. A localização do dente não irrompido pode ser determinada pelo médico palpando a região e sentindo uma protrusão palatina ou labial.

Para localizar a coroa do dente impactado, observa-se uma protuberância fibro-mucosa indolor e não compressível na região vestibular ou palatina. À medida que o impacto sobre o dente se torna mais severo, os diâmetros do topo da crista edêntula nas direcções mesiodistal e vestibulopalatina diminuem.

**Avaliação radiográfica:**

Um exame de radiografia bidimensional (2D) ou tridimensional (3D) é utilizado para confirmar o diagnóstico de um dente impactado e determinar a sua posição.[49]

**Avaliação por radiografia bidimensional (2D):**

1. A radiografia panorâmica é considerada a principal avaliação radiológica para o planeamento do tratamento de dentes impactados devido à sua capacidade de

fornecer uma inspeção abrangente com pouca exposição à radiação. Este filme é vantajoso devido à sua raridade em mostrar toda a dentição. Pode fornecer informações valiosas sobre a existência de um dente impactado, o grau de reabsorção radicular no dente primário correspondente e o nível de impactação.

2. Avaliação cefalométrica lateral: Uma vez que proporciona visibilidade em duas dimensões, é especialmente útil se existirem dilatações ou um excesso de dentes.

**Avaliação radiográfica tridimensional:**

1. Tomografia Computorizada (TC) para fazer a melhor recomendação de tratamento e desenvolver um plano adequado, os ortodontistas precisam de saber as seguintes informações:

- A localização exacta da coroa e do ápice da raiz do dente afetado, bem como a orientação tridimensional do eixo longo

- O posicionamento do dente impactado em relação às raízes dos dentes adjacentes, a existência de quaisquer anomalias como odontomas, dentes supranumerários, granulomas apicais ou quistos, e a sua relação espacial com o dente afetado.

- A presença de condições adversas, como a reabsorção radicular, e a configuração tridimensional da coroa e da raiz do dente impactado. Relativamente à observação do tecido ósseo.[50]

A TC provou ser melhor do que outras técnicas de radiografia: A posição intra-óssea, a forma, a inclinação e a separação dos ossos vizinhos dos dentes impactados são claramente visíveis nas imagens de TC 3D. A tomografia computorizada é a técnica ideal para determinar com precisão a localização de um dente não irrompido e detetar qualquer reabsorção radicular de dentes próximos que possa não ser detetável por outros métodos, devido aos dados tridimensionais muito detalhados que fornece. A elevada dose de radiação, a disponibilidade restrita e o elevado custo são justificados pela extensa informação fornecida e pelo excelente contraste dos tecidos, que evita a desfocagem e a fusão de estruturas adjacentes. As imagens tridimensionais podem ser usadas para analisar a localização exacta e a orientação dos dentes impactados, a sua relação com as barreiras de erupção, as suas respectivas posições na anatomia interna e externa, o nível de espessura dos ossos labial e palatino, qualquer perda óssea patológica ou reabsorção dos dentes vizinhos e a presença ou ausência de uma linha radiolúcida contínua entre a raiz e o osso (indicando uma possível anquilose).

2. A tomografia computorizada de feixe cónico (CBCT), um método utilizado especificamente para obter imagens das estruturas craniofaciais e dentárias. Além disso, esta técnica não só é mais eficiente em termos de tempo e de custos, como também utiliza apenas um sexto da radiação em comparação com a tomografia computorizada. Apesar desta exposição reduzida à radiação, continua a ser capaz de gerar imagens tridimensionais com uma excelente distinção óssea e um número ilimitado de perspectivas. Devido à menor dose de radiação, a representação dos tecidos moles é limitada e a resolução espacial de caraterísticas delicadas é ligeiramente inferior à da TC.[50]

**GESTÃO:**

O tratamento pode ser dividido nas seguintes fases:

1. Ortodontia pré-operatória

2. Descobrimento do incisivo central

3. Ortodontia pós-operatória

**Ortodontia pré-operatória:**

Para facilitar a erupção natural, os dentes em excesso devem ser excisados. Se o dente não for capaz de emergir sozinho, é necessário iniciar uma terapia ortodôntica.

Os dois incisivos laterais superiores e o incisivo central restante precisam de ter braquetes colocados. Normalmente, esta colocação de brackets oferece uma ancoragem suficiente para permitir a emergência do dente afetado. Se os incisivos laterais vizinhos e os incisivos centrais contralaterais estiverem inclinados na mesma direção, é utilizada uma mola de bobina comprimida para alargar o espaço entre eles. Para garantir a ancoragem durante o tratamento ortodôntico, é necessário colocar bandas ou brackets nos primeiros molares superiores permanentes. Assim que houver espaço suficiente, é inserido um fio estabilizador retangular nos brackets maxilares.

Para fornecer uma âncora temporária para o acessório que será posicionado no incisivo central impactado durante o processo de desobturação, um laço pode ser inserido no arco. Para remover o incisivo central impactado, o paciente é agora encaminhado para o cirurgião.

**Métodos de descoberta:**

Existem quatro métodos para desobstruir um incisivo central maxilar impactado:

1. Excisão simples de tecido (gengivectomia)

2. Retalho posicionado apicalmente (APF)

3. A técnica da erupção fechada

4. Reimplantação cirúrgica

Normalmente, os incisivos centrais são afectados labialmente. O tipo de abordagem de descoberta dependerá da colocação apical do incisivo. Após o dente impactado ter sido forçado à erupção ortodôntica, a utilização da técnica apropriada produzirá o resultado mais estável e atrativo. A abordagem de erupção fechada expõe a maioria dos incisivos centrais impactados labialmente.[51] Em raras ocasiões, a junção cemento-esmalte ao lado do incisivo central está situada perto ou ligeiramente coronal a ele. A gengivectomia pode ser efectuada se houver uma grande área de gengiva ligada.

**Gengivectomia:**

Se a descoberta subsequente deixar pelo menos 3 mm de gengiva à volta do dente exposto, pode ser efectuada uma gengivectomia. Durante a gengivectomia, devem ser removidos cerca de dois terços do tecido que cobre a coroa do dente afetado. Com o objetivo de evitar que o tecido volte a cobrir os dentes, pode ser utilizado um suporte e/ou um penso.

**Retalho posicionado apicalmente:**

Um APF é um tipo diferente de técnica cirúrgica utilizada para revelar incisivos centrais superiores impactados. Este processo alinha apicalmente a gengiva labial sobre o incisivo central impactado, resultando numa zona previsível de gengiva conectada. No entanto, este método está ligado a duas questões: a estética e a reintrusão.[52]

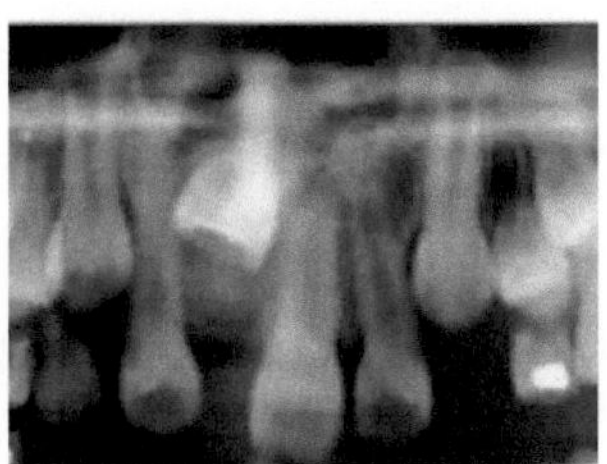 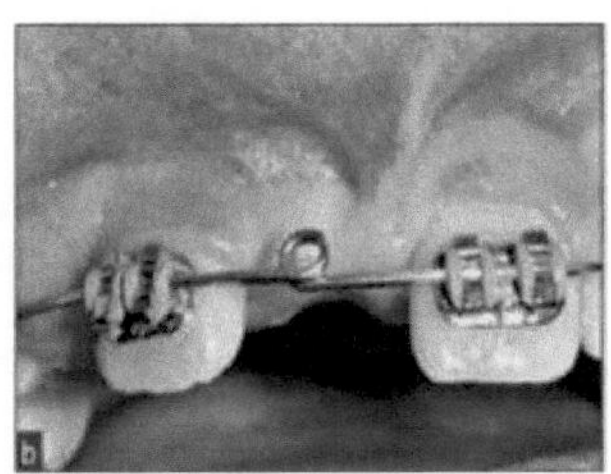

a. Incisivo central direito impactado

b. Colocação de brackets em dentes adjacentes

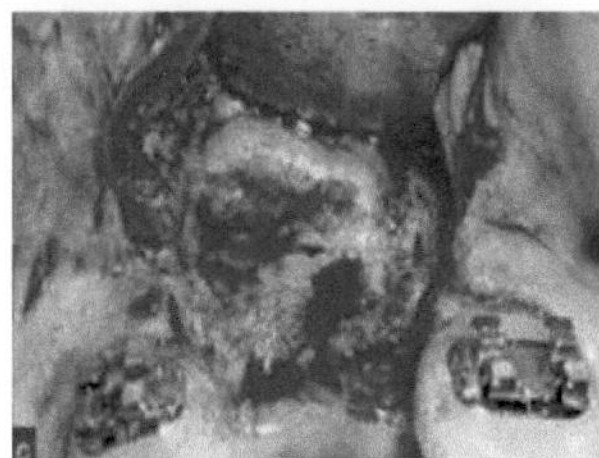 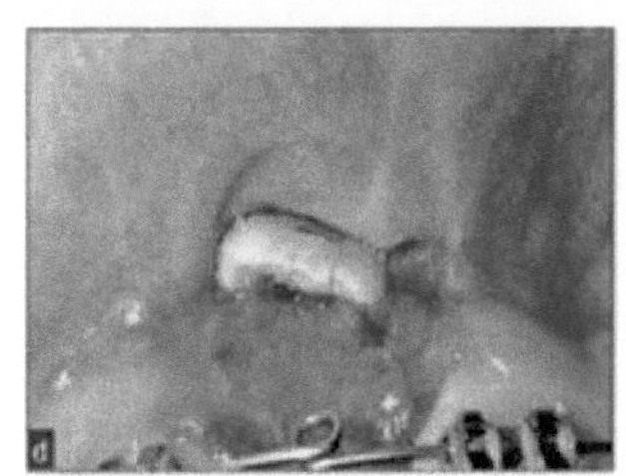

c, d. Foi efectuado um retalho posicionado apicalmente (APF), incluindo a remoção de osso para expor a coroa do dente. O retalho foi então suturado de forma a deixar o dente exposto.

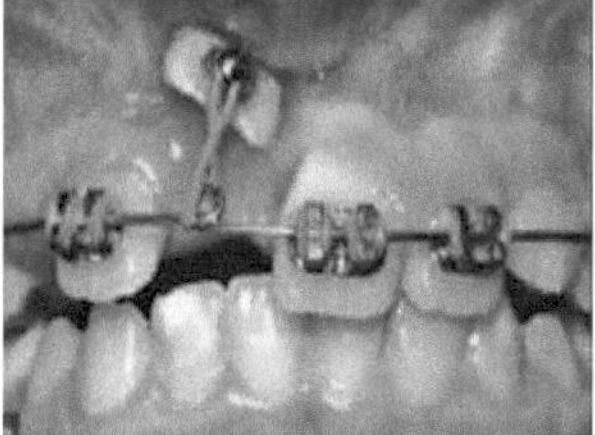 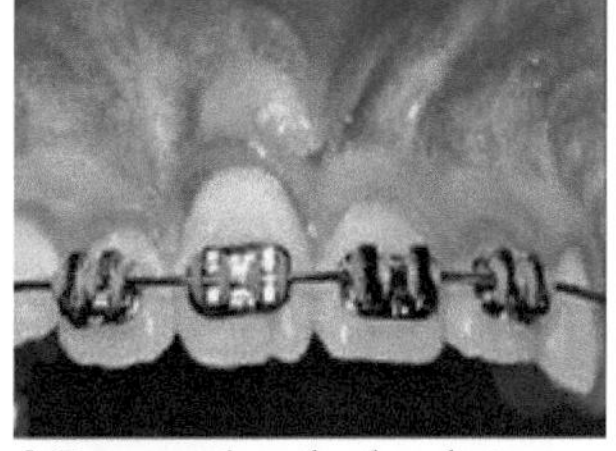

e. Corrente elastomérica utilizada para aplicar a tração

f. Foram colocados brackets para posicionar o dente na posição

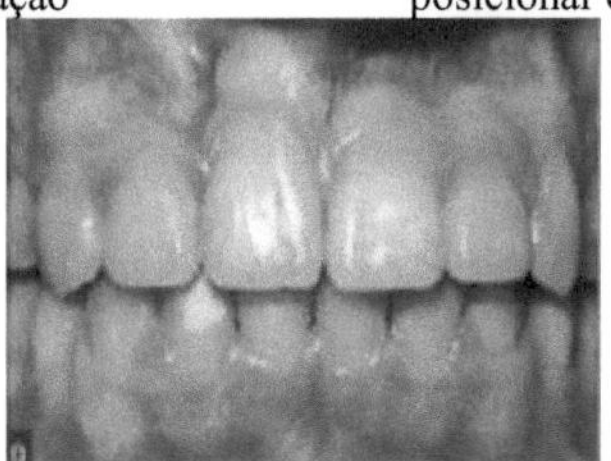

g. Pós-tratamento

**Fig. 8: Retalho reposicionado apicalmente.**

**Técnica de erupção fechada:**

A abordagem de erupção fechada é o terceiro método para localizar um incisivo central maxilar impactado.[50, 51, 52] Com este método, um retalho é refletido, o dente impactado é revelado, é feita uma fixação, o retalho é reposicionado e o dente emerge através da crista do rebordo alveolar. Este processo deixa a gengiva que cobre o dente em erupção com um aspeto natural. Para um resultado esteticamente mais agradável, o comprimento da coroa é frequentemente proporcional ao do incisivo central maxilar contralateral não impactado. Após a erupção do dente, o procedimento de erupção fechada também resolve o problema da reintrusão.

O incisivo central apinhado recebeu espaço e foram colocados braquetes acima dos incisivos maxilares totalmente crescidos. É gerado um retalho pediculado completo, reflectindo-o a partir da crista que não tem dentes, após a formação de uma incisão médio-crestal e ligando-o com incisões verticais. Posteriormente, o dente adicional foi descoberto, embora na proximidade direta do folículo do incisivo central obstruído.

Quando o dente adicional foi removido, o folículo foi perfurado. O incisivo central não conseguiu emergir espontaneamente devido ao rompimento do folículo, deixando o dente impactado exposto.

Normalmente, uma fina camada de osso cobre parte do dente. O osso foi excisado nas regiões apropriadas com curetas e brocas cirúrgicas redondas, expondo cerca de dois terços da coroa. Utilizou-se hemostático para isolar a região. Após a limagem do dente, aplica-se um agente de união. O campo precisa de ser mantido sempre seco e limpo. Mesmo nos locais mais difíceis de alcançar, a hemostase e um campo seco podem ser alcançados com a prática.

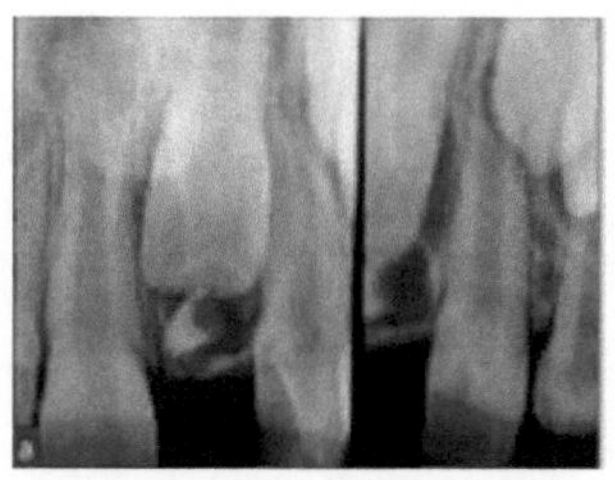 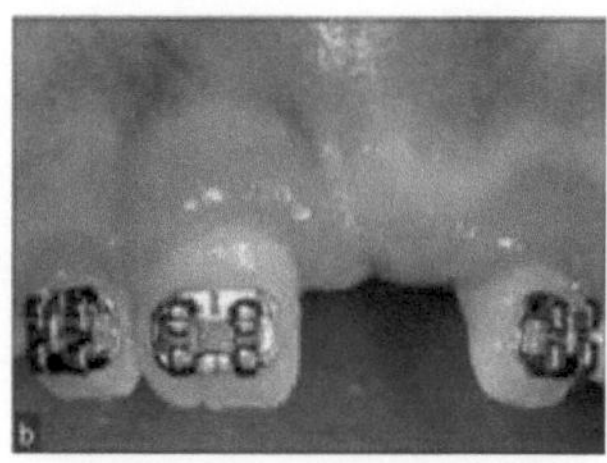

**Fig. 9: A radiografia mostra o espaço dentário supranumerário criado.**

**Fig. 10: Suportes colocados.**

O procedimento de colagem pode prosseguir quando o agente de colagem tiver sido aplicado e deixado curar. Uma vez colocado o agente de ligação, qualquer contaminação de sangue ou detritos pode ser removida utilizando um toalhete com álcool para limpar a área. Nesta fase, o dente é fixado com um pequeno grampo, ao qual pode ser ligada uma corrente. Outra opção é ligar fisicamente a corrente ao dente. Pequenos elos na corrente permitirão ao ortodontista remover e cortar um ou dois à medida que o dente erupciona.[53]

É simples colar cadeias pré-fabricadas com brackets para determinados dentes aos dentes impactados. Depois disso, o retalho pediculado é suturado de volta no lugar. O retalho cobre a corrente, que emerge na incisão médio-crestal. A corrente de ouro é fixada ao suporte do dente vizinho. Para fixar a corrente ao bracket, um pequeno fio de ligadura ou uma ligadura elastomérica funcionam bem.

**Reimplantação cirúrgica:**

A reimplantação cirúrgica é o quarto método de localização de um incisivo central superior impactado.[53, 54] Esse método só é aplicado em dentes que apresentam rotação significativa, tanto na vertical quanto na horizontal. O movimento ortodôntico é substancialmente auxiliado quando os dentes são restaurados no seu alinhamento

adequado. É criado um retalho de espessura total utilizando as incisões verticais
adequadas. O osso vestibular fino é cuidadosamente removido para revelar todo o
folículo e o dente impactado. O folículo do dente impactado emerge completamente da
sua cripta óssea.

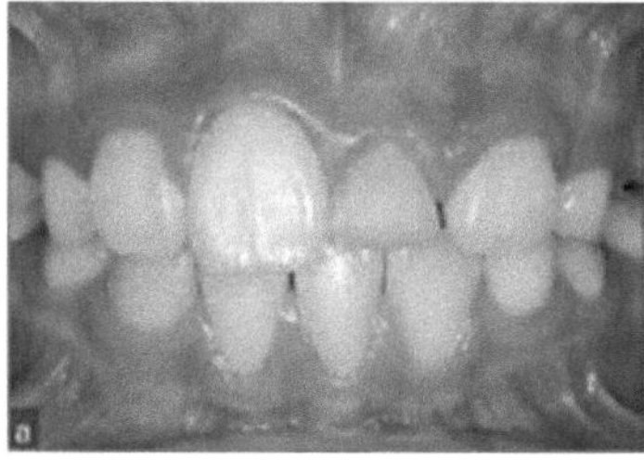
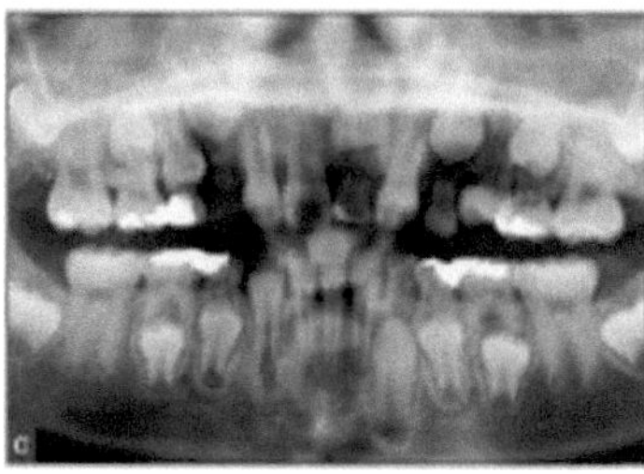

a. Incisivo central esquerdo primário retido. b. O incisivo central direito está impactado
horizontalmente

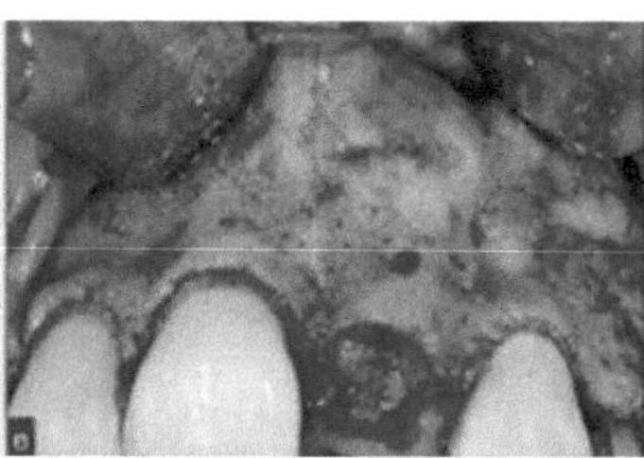
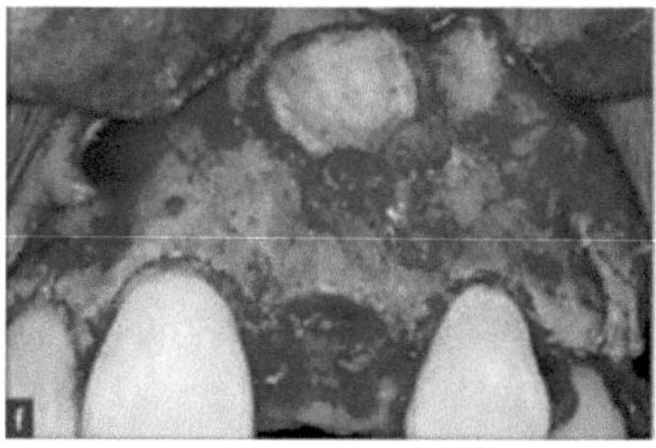

c, d. Retalho refletido e osso removido cuidadosamente para expor o incisivo central
com o seu folículo intacto

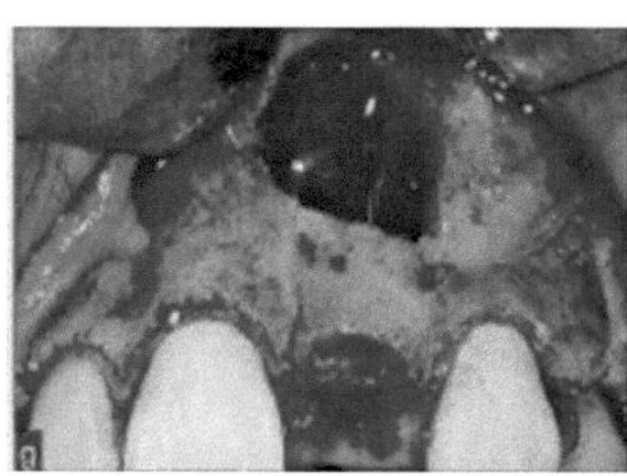
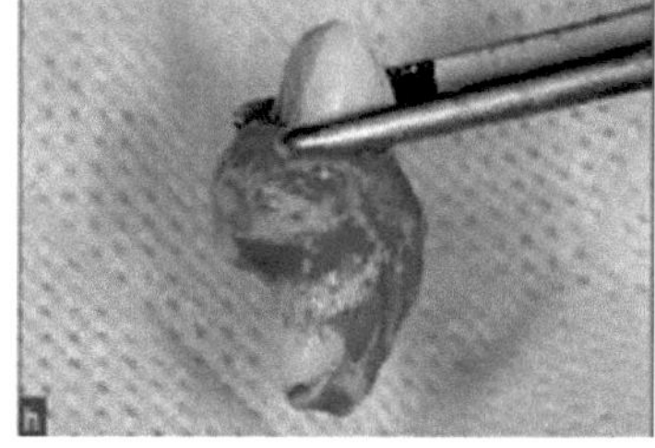

g, h. O dente, com o seu folículo, enucleado e reimplantado numa posição vertical
correta.

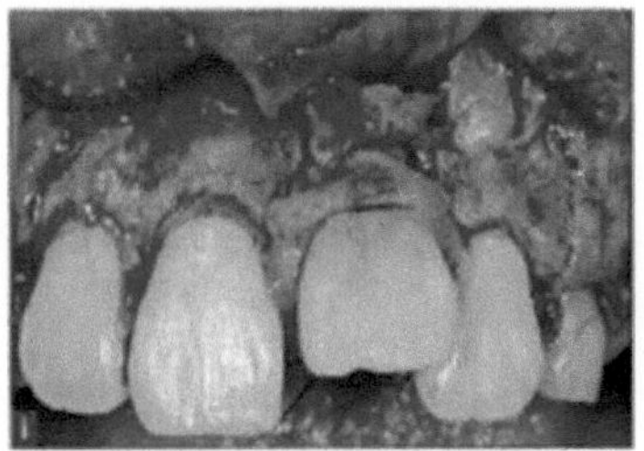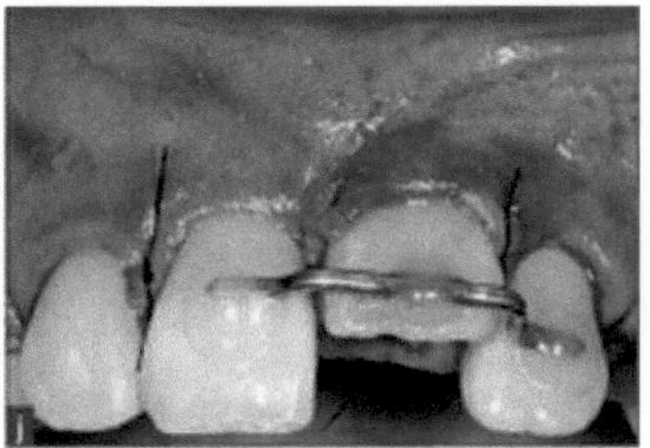

i, j. O dente colado em infra-oclusão, o retalho reposicionado

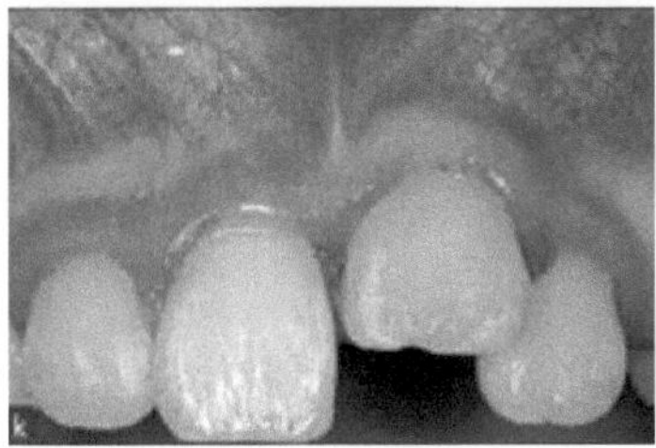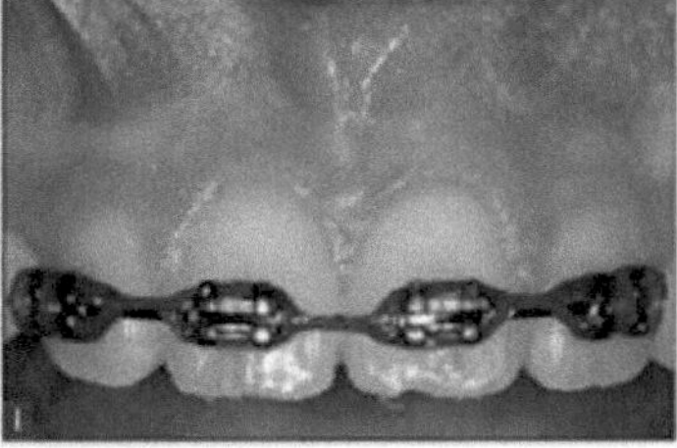

k. Início do tratamento ortodôntico.

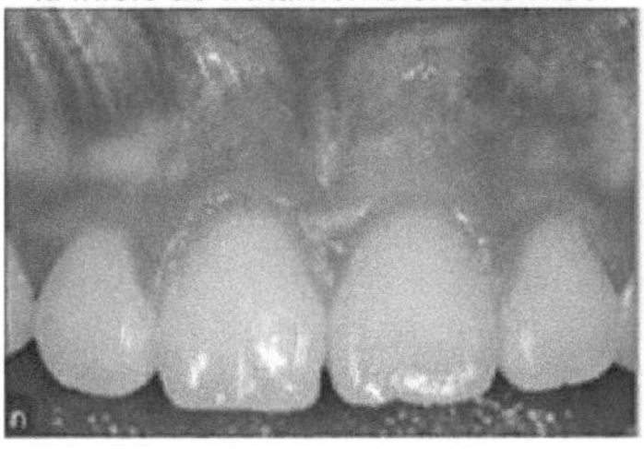

l. Após a conclusão do tratamento ortodôntico.

**Fig. 11: Auto transplante de dentes impactados.**

**Ortodontia pós-operatória:**

A emergência adequada do incisivo central superior no meio do rebordo alveolar é essencial para a conclusão efetiva da terapia ortodôntica após a cirurgia. A força ortodôntica necessária para realizar esse movimento deve ter origem na região central do rebordo alveolar edêntulo. Se o dentista exercer pressão vestibular em direção ao arco, o dente impactado pode mover-se para frente e tornar-se visível na cavidade oral numa posição vestibular melhorada. O aspeto estético dos dentes pode ser comprometido por este movimento, o que pode resultar no posicionamento da borda gengival apicalmente acima do incisivo central erupcionado e uma variação no comprimento da coroa entre os incisivos centrais impactados e não impactados. A utilização de uma ansa Ballista pode facilitar efetivamente a erupção do dente em direção à posição central da crista. É possível encaixar esta ansa e, quando isso acontece, a força é aplicada verticalmente a partir do centro da crista. O fio de aço inoxidável de 0,018 polegadas é normalmente utilizado para fazer a alça Ballista. Esse tamanho específico de fio é o ideal - grande o suficiente para evitar deformações, mas ainda assim pequeno o suficiente para exercer uma leve tensão no dente. A corrente de ouro é aderida à superfície externa da coroa do dente impactado e a porção final da alça Ballista é fixada com segurança a ela. A argola é recolocada no dente impactado à medida que os elos da corrente se soltam progressivamente com a erupção do dente. O comprimento da secção vertical da ansa é igual à distância entre o centro do rebordo alveolar e o fio. Esse tipo de alça ajudará a guiar o dente erupcionado ao longo de seu curso típico de erupção, que é em direção ao centro da crista e não para vestibular. Após a erupção do dente, a coroa e a raiz são corretamente posicionadas e um bracket é cimentado na face vestibular.[55]

## CONCLUSÃO:

As crianças apresentam frequentemente desvios do padrão típico de erupção dos incisivos maxilares. Devido à localização dos incisivos maxilares, os pais ficam frequentemente desanimados quando os padrões de erupção dos seus filhos se desviam do habitual. Isso normalmente leva os pais a consultar um ortodontista para tratamento, a fim de evitar os efeitos psicológicos que vêm com as anormalidades da maxila anterior. O clínico deve conhecer a classificação, a etiologia e os possíveis métodos de tratamento das anomalias da erupção dos incisivos superiores, para poder tratar estes doentes de forma adequada. Deve ser efectuado um exame completo para se obter um diagnóstico preciso. As manifestações clínicas destas irregularidades de erupção podem ser um sinal de uma doença subjacente sistémica ou localizada. Para além de dar espaço e esperar que o dente erupcione sozinho, em muitas circunstâncias pode não ser necessário qualquer tratamento. Nalgumas circunstâncias, é necessária uma intervenção ortodôntica ou cirúrgica. Para criar o melhor plano de tratamento possível e assegurar o melhor resultado possível para cada paciente, cada caso tem de ser tratado de forma independente.

# GESTÃO DE CANINOS AFECTADOS

**INTRODUÇÃO:**

Os profissionais de hoje ainda enfrentam dificuldades no tratamento ortodôntico de caninos superiores impactados. Para resolver esta situação clínica, o dente impactado é frequentemente exposto cirurgicamente e depois direcionado e endireitado para a arcada dentária por tração ortodôntica. Entre os efeitos colaterais mais frequentes estão a recessão gengival, a perda óssea e a reabsorção radicular ao redor dos dentes tratados.

A identificação e o tratamento precoces podem ajudar a evitar a necessidade de tratamento extensivo, economizando tempo e dinheiro e reduzindo a complexidade dos procedimentos dentários na dentição permanente. A posição infra-óssea anómala do canino antes do momento previsto para a erupção pode ser considerada como uma deslocação, enquanto a impactação dentária se refere à localização infra-óssea do dente após o momento previsto para a erupção.

A impactação é tipicamente o resultado do deslocamento palatino do canino superior.[56,57] Os caninos superiores impactados podem emergir e ser guiados para a sua posição correta na arcada dentária com uma deteção atempada, uma intervenção eficiente e um tratamento cirúrgico e ortodôntico habilmente coordenado. No entanto, o tratamento dos caninos superiores impactados requer uma abordagem abrangente por parte de médicos dentistas generalistas e especialistas.

**Teorias da impactação canina:**

1. <u>Teoria da orientação:</u> Os caninos não erupcionam se os incisivos laterais estiverem ausentes ou deformados porque erupcionam ao longo das suas raízes, que actuam como guias.

2. <u>Teoria Genética:</u> A principal causa dos caninos superiores deslocados palatalmente são as causas genéticas, que também incluem outras anomalias dentárias que podem estar relacionadas, como um incisivo lateral pequeno ou ausente.

**Sequelas de impactação canina:**

- Mau posicionamento de um dente impactado na direção labial ou lingual.

- Deslocação dos dentes vizinhos e redução do comprimento da arcada dentária

- Reabsorção interna ou reabsorção externa da raiz de um dente afetado ou adjacente.

- Formação de um quisto dentígero.

- Infeção, especialmente com uma condição parcialmente erupcionada.

- A dor referida refere-se ao fenómeno em que a dor é sentida num local diferente da fonte real do desconforto.

## DIAGNÓSTICO:

**Avaliação clínica:**

- Análise do modelo de estudo: A avaliação do espaço disponível na arcada dentária para um canino impactado é efectuada através de um modelo.

- Morfologia dos dentes adjacentes: Fornece indicações sobre a localização do dente afetado.

- Caraterísticas anatómicas do osso alveolar circundante: Existe uma protuberância no dente canino que pode ser vista tanto no lado da bochecha como no lado do palato.

- Mobilidade da raiz adjacente: Reabsorção da raiz dentária.

- Observado em indivíduos que têm caninos que ainda não irromperam e que não podem ser sentidos depois de atingirem a idade mínima de 11 anos.

**Exame radiográfico:**

- Radiografias intra-orais

    - IOPA

    - Oclusal

- Radiografias extra-orais

    - OPG

    - Cefalometria lateral

- Imagem digital

    - TC

    - CBCT

## GESTÃO DE CANINOS COM IMPACTAÇÃO LABIAL:

**Tratamento Intercetivo:**

Williams sugere que a extração do canino primário maxilar entre os 8 e os 9 anos de idade pode melhorar a erupção adequada e o auto-ajuste de uma impacção labial ou intra-alveolar do canino maxilar.

Para melhorar a localização intra-óssea de um canino impactado, Bonetti et al.[59] descobriram que a remoção de ambos os caninos primários e dos primeiros molares primários era uma forma superior de intervenção precoce do que a remoção de apenas um canino.

No entanto, em determinadas circunstâncias, estes métodos podem não ser eficazes, e o ortodontista terá de recomendar que o paciente tenha a impacção labial descoberta cirurgicamente. Encontrar um canino maxilar com impacção labial pode ser feito em

de três maneiras: [60.]

- Descobrimento excisional.

- Um retalho posicionado apicalmente (APF).

- A técnica de erupção fechada (CE).

**Escolher a técnica de descoberta adequada:**

Para escolher a melhor técnica de desobstrução cirúrgica, é necessário ter em conta quatro aspectos.[61]

1. A coroa do canino afetado está situada labiolingualmente. Se o dente estiver impactado labialmente e a coroa do canino impactado não estiver frequentemente coberta por muito ou nenhum osso, qualquer um dos três procedimentos pode ser usado. A técnica excisional e a APF não são recomendadas se o dente estiver impactado no centro do alvéolo, uma vez que pode ser necessária uma remoção óssea substancial da superfície vestibular da coroa.

2. O alinhamento perpendicular do dente em relação à junção mucogengival. Se a coroa do canino estiver amplamente posicionada coronal à junção mucogengival, qualquer um dos três procedimentos pode ser utilizado. Uma operação excisional não seria adequada se a coroa do canino estiver localizada abaixo da junção mucogengival, uma vez que isso resultaria na exposição da superfície vestibular do dente depois de ter emergido completamente. Além

disso, um retalho posicionado apicalmente (APF) não seria adequado se a coroa estivesse localizada abaixo da junção mucogengival, pois poderia resultar em instabilidade da coroa e na possibilidade de reinserção do dente após o tratamento ortodôntico. Neste último caso, uma abordagem de erupção fechada previne a reintrusão do dente a longo prazo, enquanto ainda fornece gengiva suficiente através da coroa.

3. A quantidade de gengiva na área afetada do canino. Um retalho posicionado apicalmente (APF) é a única técnica confiável para aumentar a gengiva na área do canino quando há uma quantidade inadequada de gengiva presente. Qualquer uma das três formas pode ser usada se houver gengiva suficiente para gerar um mínimo de 2 a 3 mm de gengiva ligada sobre a coroa do canino durante a sua erupção.

4. A posição do dente canino na direção mesiodistal. Empurrar o dente através do alvéolo pode ser difícil se a coroa estiver posicionada para a frente e acima da raiz do incisivo lateral, a menos que esteja completamente exposta com um forame apical. A realização de uma erupção fechada ou de uma descoberta excisional não é geralmente recomendada nesta situação particular.

Se um canino estiver posicionado de forma anormal, seja mais próximo do dente anterior ou mais afastado do primeiro pré-molar, é necessário efetuar uma operação de APF. Isto dará ao ortodontista acesso para utilizar a técnica adequada para "saltar" o dente sobre o pré-molar ou incisivo lateral sem prejudicar os dentes vizinhos.

A erupção fechada é o método utilizado para tratar certos dentes impactados labialmente, que se situam mais perto da posição médio-alveolar. Uma vez que são os mais acessíveis, uma corrente pode ser fixada diretamente ao dente para provocar a sua erupção através da região da crista. Este movimento simula o trajeto habitual do dente durante a sua erupção natural.

**Técnicas cirúrgicas:**

O canino afetado labialmente pode ser encontrado de forma ectópica ou no seu lugar típico. A utilização do APF é necessária quando este se encontra anormalmente para além do primeiro pré-molar ou para a frente da boca, junto ao incisivo lateral. Para mover com segurança o dente para além do próximo incisivo lateral ou pré-molar sem causar danos aos dentes circundantes, o ortodontista utilizará ferramentas e técnicas mecânicas adequadas.[50,61] .

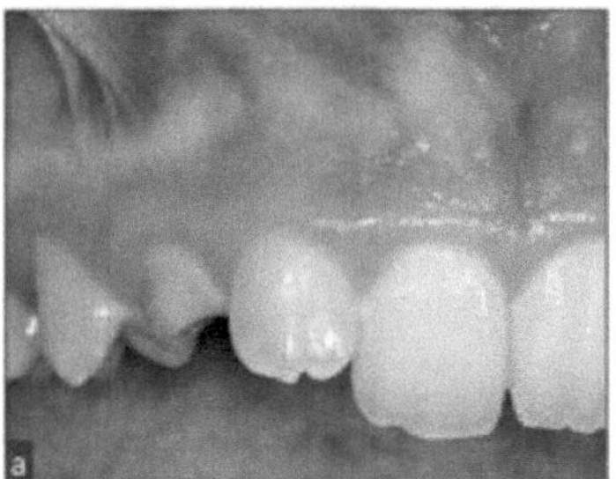

a. Canino direito maxilar impactado

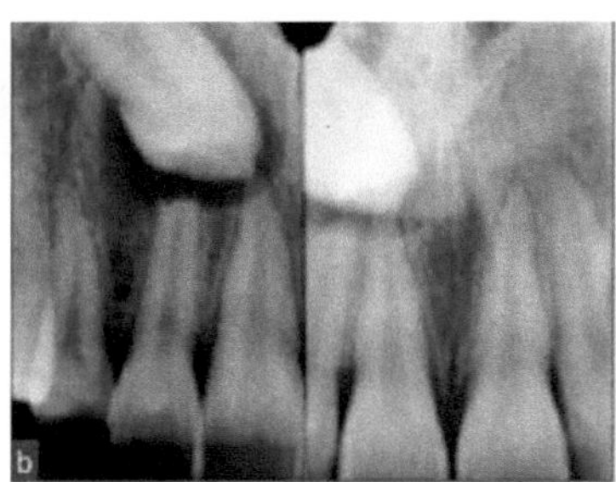

b. Radiografia periapical mostrando o canino no meio do alvéolo e ligeiramente para o palato.

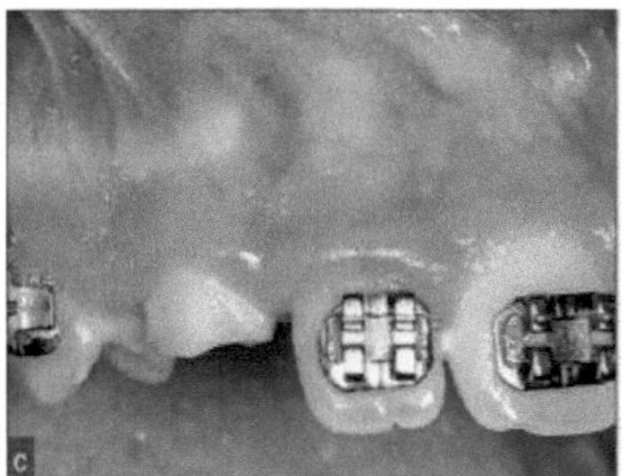

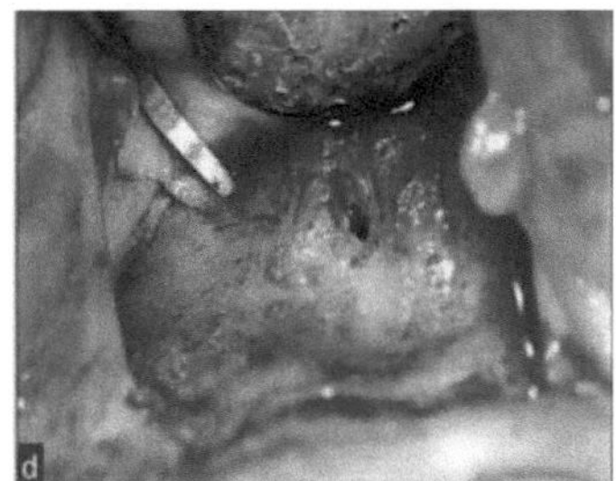

c, d. reflexão do retalho pediculado

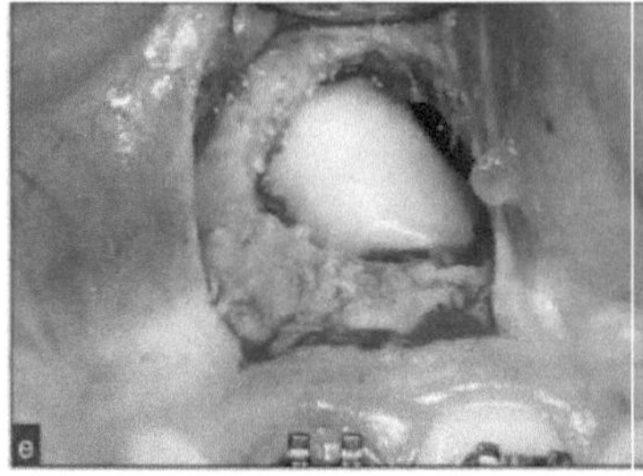 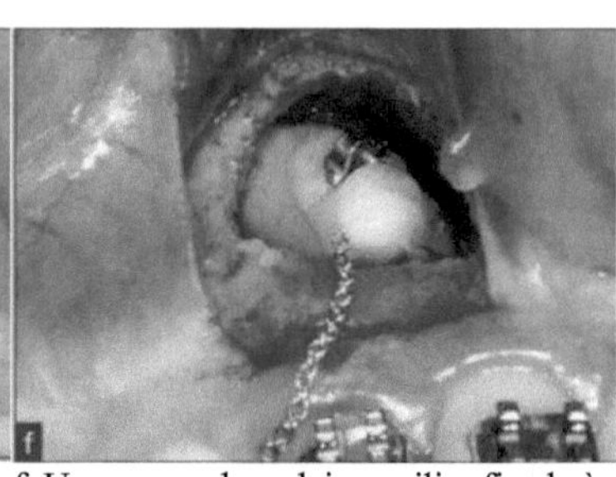

e. Uma secção de osso removida cirurgicamente para revelar a parte superior do dente.

f. Uma segunda cadeia auxiliar fixada à superfície labial do canino utilizando técnicas de ligação.

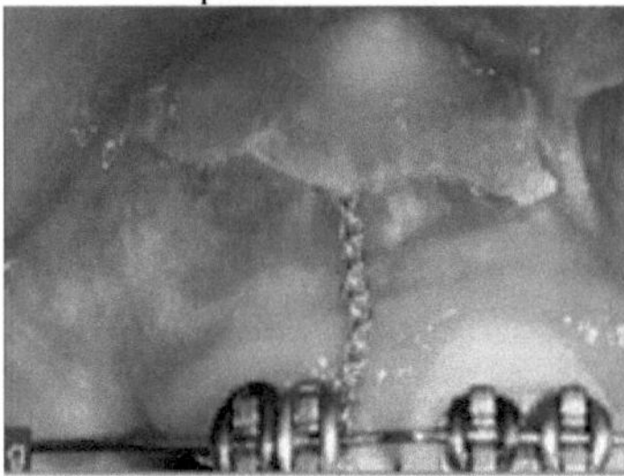 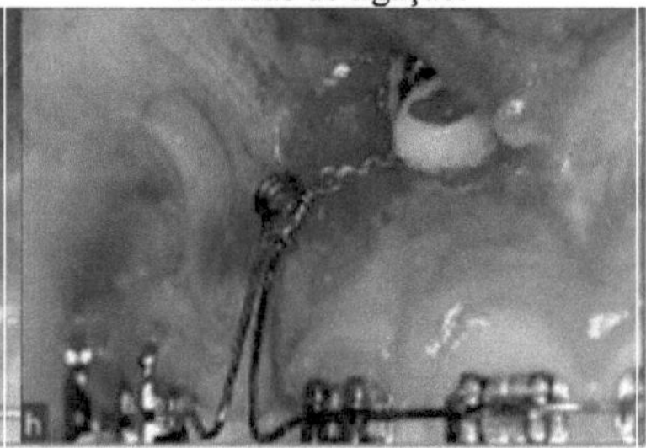

g. Um penso Barricaid (Midwest Dental) colocado sobre a coroa.

h. Uma força labial aplicada ao dente utilizando uma mola Ballista.

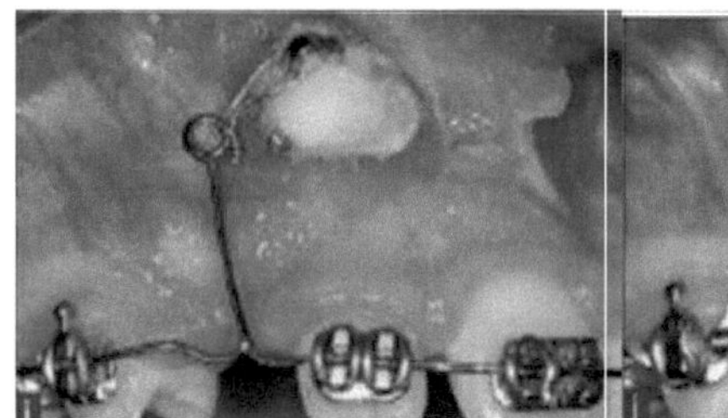

i, j. Uma corrente flexível feita de material elastomérico utilizada para deslocar lentamente o dente para a sua posição correta dentro da arcada dentária.

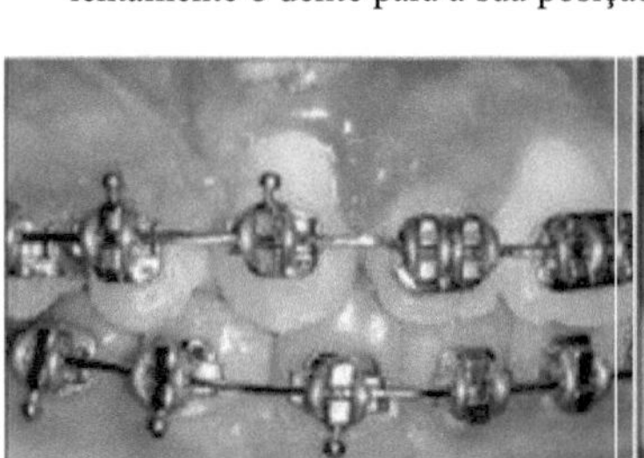 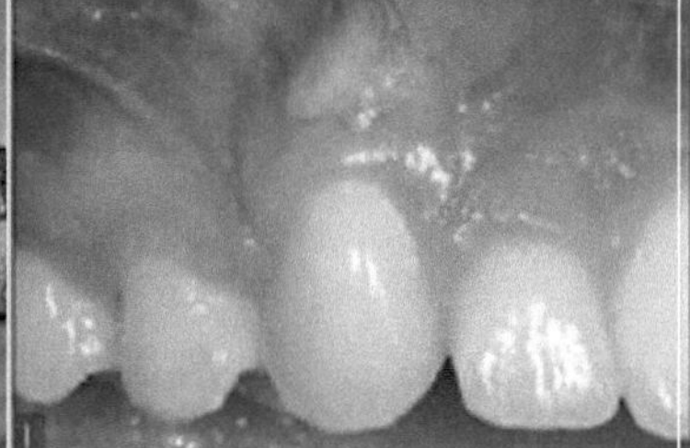

k, l. Dentes anteriores maxilares adjacentes.

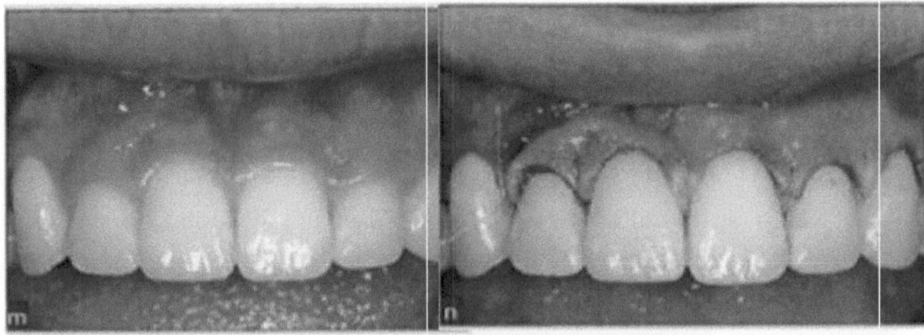

m, n. Alongamento da coroa anterior do maxilar.

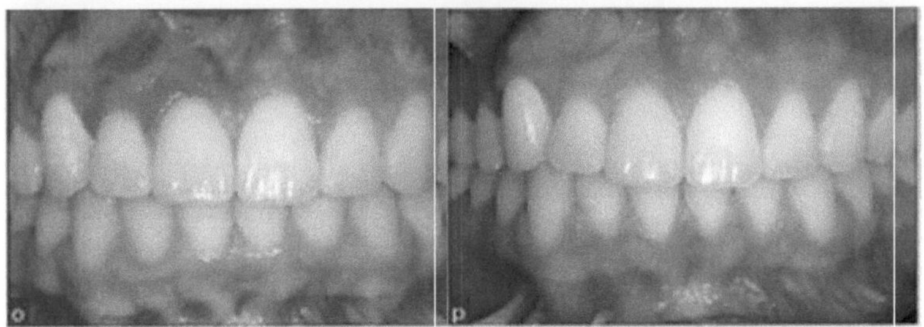

o. Posição final do dente após a remoção do aparelho.

p. Cinco anos após a conclusão do tratamento.

**Fig. 12: Tratamento de um canino impactado.**

A localização do dente impactado é crucial antes de iniciar qualquer procedimento cirúrgico. Quando há uma impactação labial, pode haver uma protrusão e um dente palpável. No entanto, este não será sentido se estiver localizado palatalmente ou no centro do alvéolo. Será necessário efetuar duas radiografias em ângulos diferentes para o localizar em ambos os casos.

A regra do objeto vestibular simplifica o processo de localização de dentes impactados. Ela estabelece que, quando duas radiografias independentes de um par de objetos são tiradas, a imagem do objeto vestibular se move na mesma direção do feixe de raios X, em relação à imagem do objeto lingual. As imagens de tomografia computorizada de feixe cónico (CBCT) podem ajudar a diagnosticar com precisão o dente afetado se este estiver posicionado no lado vestibular ou palatino das raízes dos dentes vizinhos.[52]

**Impactação labial ectópica:**

Mesialmente ao incisivo lateral é onde a impactação ectópica labial ocorre mais frequentemente. O ideal é que os incisivos centrais e laterais adjacentes tenham 4 a 6 mm de gengiva para que se possa aplicar o APF neste tipo de impacção. Para garantir que o osso está no nível normal, os autores preferem sondar a vestibular do local doador.[1, 12, 61]

Pode ser utilizado um retalho de espessura total se o osso estiver a um nível normal. No caso de uma deiscência labial, deve ser utilizado um retalho de espessura dividida. A gengiva deve ser ligada ao retalho pedicular com uma largura mínima de 2 mm. É essencial preservar um colar gengival de 2 a 3 milímetros à volta da região dadora do incisivo. Quando o osso é removido da coroa do dente afetado, é deixada uma abertura maior do que a coroa. São utilizadas suturas reabsorvíveis para fixar o retalho ao periósteo, revelando a coroa do dente. É colocado um bracket no dente e é utilizado um penso se houver receio de que o tecido cicatrize rapidamente o dente. Em seis semanas, o movimento ortodôntico pode começar. Este método tem de ser cuidadosamente planeado e executado. Pode ser observada uma deiscência óssea significativa no incisivo lateral, com o canino impactado posicionado diretamente acima da raiz do incisivo.

**Impactação labial, coronal, não deslocada:**

Se a ponta do dente impactado labialmente estiver posicionada acima da junção cemento-esmalte (JCE) vizinha, de modo que haja uma quantidade significativa de gengiva aderida, a técnica de gengivectomia pode ser usada para expor a coroa do canino afetado. Não foi necessário remover qualquer osso porque dois terços da coroa do dente ainda eram visíveis. Após a gengivectomia, permaneceu um tecido de ligação suficiente. Para impedir a expansão do tecido, pode ser aplicado um penso sobre o esmalte.[61] Dentro de uma semana, o penso pode ser retirado. Para evitar o crescimento excessivo da gengiva, o doente é instruído a limpar a parte visível do dente com uma escova de dentes ou com um cotonete embebido numa solução de clorexidina. Em três semanas, o tecido cicatrizará o suficiente para que o ortodontista possa inserir um bracket e começar a mover os dentes. Quando o tratamento ortodôntico estiver concluído, deverá haver gengiva suficiente ligada e nenhuma recessão se esta abordagem for utilizada corretamente.

**Impactação labial, apical, não deslocada:**

Se o canino afetado labialmente estiver posicionado na JCE vizinha ou ligeiramente abaixo dela, recomenda-se a utilização do método APF ou de erupção fechada. Não é possível fazer uma gengivectomia excisional neste local e ainda deixar uma quantidade suficiente de gengiva conectada. A melhor estratégia dependerá do ângulo de impactação.[1] Extrair um dente que está inclinado entre $30^0$ e $45^0$ usando o método de erupção fechada pode ser um desafio. A decisão sobre qual técnica aplicar nessas circunstâncias questionáveis será auxiliada pela consulta com o ortodontista. Quando possível, os autores preferem empregar a técnica de erupção fechada.

No vestíbulo, as incisões foram expandidas verticalmente, e o retalho com espessura dividida foi refletido. Por vezes, uma fina camada de osso pode cobrir o esmalte. Uma broca cirúrgica redonda ou uma cureta pode ser utilizada para remover este osso, expondo a coroa. São utilizadas suturas reabsorvíveis para fixar o retalho ao periósteo, expondo assim dois terços da coroa. Caso o crescimento dos tecidos seja uma preocupação, pode ser colocado um bracket e um penso sobre o dente. Após o procedimento, a terapia ortodôntica pode começar seis semanas mais tarde.

Se o dente estiver impactado no alto do vestíbulo ou no interior do alvéolo (alvéolo médio), e estiver posicionado verticalmente com pequena angulação, o método de erupção fechada é a opção de tratamento recomendada.

**Impactação labial, médio-alveolar, alta, não deslocada:**

Pode-se fazer uma incisão na crista, e o retalho da face vestibular pode ser liberado com o uso de incisões verticais. Para melhorar a acessibilidade, uma incisão sulcular feita no lado palatino dos dentes adjacentes é benéfica quando o dente está posicionado no meio da crista alveolar. Aqui, a ponta do dente é identificada e é cortado osso suficiente para permitir que a parte mais larga da coroa passe pela abertura feita no osso. Em caso de deslocação labial do dente, a coroa pode ter uma fina camada de osso a cobri-la. Podem ser utilizadas curetas ou brocas esféricas para a remover facilmente, revelando a coroa[60, 61]. Após o isolamento, a limpeza, a secagem e o condicionamento do dente, é aplicado um agente de ligação. Em seguida, a porção vestibular do dente é ligada diretamente a uma corrente. Se o bordo incisal do dente estiver na posição médio-alveolar, pode ser ligado à corrente. Suturas reabsorvíveis são usadas para fechar os retalhos, colocando-os de volta onde foram originalmente colocados. A corrente passa por baixo do retalho antes de emergir no local da incisão médio-cristalina, onde é fixada ao bracket ou ao fio mais próximo. Dentro de duas a três semanas, o ortodontista pode ativar a força. O dente irá emergir através da crista do rebordo, tal como teria acontecido naturalmente se a mecânica correta fosse aplicada.

**Mecânica ortodôntica:**

As técnicas ortodônticas mais eficazes para trazer um canino impactado labialmente para o alinhamento adequado serão determinadas pelo posicionamento específico da coroa do dente impactado em relação aos dentes vizinhos e ao osso alveolar. A mecânica ortodôntica ideal visa minimizar os danos às raízes e ao osso adjacente dos dentes vizinhos, enquanto facilita o movimento natural do dente impactado. Se as forças ortodônticas forem direcionadas de forma inadequada, a movimentação dentária pode parar, pode ocorrer reabsorção radicular e o suporte ósseo dos dentes vizinhos pode ser comprometido.

**Impactação médio-alveolar:**

O canino impactado está muito provavelmente numa posição médio-alveolar com placas labiais e palatinas intactas de osso cortical cobrindo a coroa se estiver posicionado entre as raízes entre o incisivo lateral e o primeiro pré-molar. Recomenda-se, neste caso, evitar uma operação cirúrgica que remova uma quantidade significativa de osso labial. A abordagem de erupção fechada geralmente resulta na emergência desses dentes.[60, 61] O cirurgião fixará uma corrente à coroa, que se estenderá para a cavidade oral, através da abertura na crista do rebordo alveolar. O método preferido pelos autores para a erupção vertical dos dentes em direção ao plano oclusal maxilar é a alça Ballista, confeccionada com fio circular de 0,018". Entretanto, outras mecânicas também podem ser utilizadas. A distância entre o fio vestibular e o centro do rebordo alveolar deve ser o comprimento da alça.

A ansa Ballista estende-se oclusalmente em direção à arcada oposta quando não é acionada. A força que actua sobre o dente é diretamente oclusal quando a ansa é rodada apicalmente e ligada à corrente na coroa do canino impactado. Isso deve fazer com que o dente irrompa no centro da crista. Isto é importante porque o osso vestibular sobre a raiz será menos afetado negativamente por este tipo de orientação de erupção.

É possível que os dentes impactados irrompam muito rapidamente quando se usa uma mola Ballista porque o dente só está a ser puxado verticalmente e não precisa de qualquer reabsorção óssea para o ajudar a mover-se. Um dente impactado deve erupcionar cerca de 1 mm por mês, de acordo com os autores. Usar uma corrente para mover o dente na direção labial durante a erupção de uma impacção mésio-alveolar é um erro comum. A recessão gengival pode resultar de uma deiscência no osso vestibular provocada por este facto. A mecânica orientada oclusalmente oferecerá, portanto, o caminho de movimento menos prejudicial. Ocasionalmente, pode ser necessário um APF para expor um dente com uma impacção de canino médio-alveolar, se houver um mínimo de gengiva vestibular a cobri-lo. Neste caso, um braquete pode ser fixado no dente porque a coroa é visível. Consequentemente, o processo de erupção do dente pode ser simplificado, e a coroa do dente pode ser movida oclusalmente usando uma corrente elastomérica.

**Impactação labial ectópica:**

A maioria das impacções ectópicas de caninos labiais maxilares que são colocadas para o meio (mesialmente) estão posicionadas diretamente acima da raiz do incisivo lateral. Usando um APF para permitir o acesso e a visualização direta da coroa do canino, os caninos labiais ectópicos podem ser encontrados. Mas a altura em que o canino é posicionado em relação à raiz do incisivo lateral determinará como um canino maxilar posicionado mesialmente irrompe. Ocasionalmente, a coroa do canino pode ser encontrada no nível da raiz média do incisivo lateral adjacente ou próximo a ele. Nestas situações, a coroa do canino seria muitas vezes posicionada aproximadamente dois terços para a vestibular, de modo que um empurrão distal direto de uma cadeia elastomérica pode ser dado para conduzir o dente para a arcada dentária após a descoberta da coroa com um APF[1,61]. O dente está a ser arrastado distalmente, mas o esmalte não está a pressionar o osso, uma vez que a coroa está posicionada fora do alvéolo. Neste tipo de situações, a raiz está a avançar fisiologicamente através do osso.

Mover a fonte de ancoragem da corrente elastomérica mais apicalmente, adicionando uma extensão adicional de fio, pode por vezes evitar danos na raiz do incisivo lateral durante o movimento distal da coroa do canino. Desta forma, a tração sobre a coroa impactada é dirigida diretamente para a distal em vez de oclusalmente. O dente pode ser forçado a posicionar-se através de uma tração vertical direta, utilizando uma corrente elastomérica ou o fio ortodôntico, uma vez que a força distal direta tenha feito avançar a coroa impactada para além do incisivo lateral que se encontra por baixo. Quando a coroa do canino está a ser deslocada para distal, é frequentemente necessário remover o bracket do incisivo lateral neste tipo de situações. No caso de a coroa do canino se aproximar demasiado enquanto o canino se retrai, isto permite que a raiz lateral se afaste. Deste modo, evita-se uma possível reabsorção óssea e radicular no incisivo lateral.


**Desafios:**

As impacções labiais, situadas numa posição superior e apical, muito próximas do ápice da raiz do incisivo lateral, constituem o maior desafio em ortodontia.

Um movimento labial reto pode ser produzido por uma variedade de desenhos de aparelhos ortodônticos. Uma maneira de direcionar a alça não ativada para vestibular é dobrar uma alça Ballista em um fio redondo de 0,018 polegadas. A força aplicada na coroa do canino é direcionada para vestibular quando a alça é puxada para cima até o acessório. Uma corrente elastomérica pode ser utilizada para mover o dente para distal e oclusal uma vez que a coroa tenha sido empurrada suficientemente para vestibular.

**Fixação ao dente:**

A colagem da cadeia diretamente ao dente, sem necessidade de um bracket, é o acessório mais simples e eficaz a utilizar com a abordagem de erupção fechada. É menos intrusivo e mais seguro. Existe uma menor probabilidade de perfuração da cadeia quando o tecido é movido sobre o dente. Como um bracket é mais visível, tem o potencial de perfurar o tecido e criar um defeito gengival que tem de ser reparado com enxerto gengival ou de tecido conjuntivo.

**Considerações importantes:**

**Imagiologia:**

Para registar a localização exacta da coroa do canino antes da sua revelação cirúrgica, muitos médicos pedem imagens de CBCT dos seus casos de impacção labial do canino. A terapia pré-ortodôntica pode ser usada para avaliar a extensão da reabsorção da raiz vestibular nesses incisivos laterais, uma vez que as tomografias computadorizadas fornecem uma avaliação tridimensional do canino e dos incisivos laterais e centrais adjacentes.

Estes dentes devem ser considerados como tendo um prognóstico muito reservado, uma vez que a reabsorção da raiz vestibular os deixou seriamente afectados.

**Estética:**

Não foram observadas diferenças significativas no índice gengival, no índice de placa, na profundidade da bolsa e no nível ósseo entre os pacientes que tiveram erupção fechada e os tipos de tratamento APF, de acordo com a comparação de Vermette et al. dos seus resultados periodontais e estéticos. [62] No entanto, eles encontraram distinções estéticas notáveis entre esses dois métodos de descoberta. Devido ao deslocamento apical da margem gengival, um dente impactado com um APF tem uma coroa mais longa do que o normal. Os dentes que foram expostos usando a abordagem de erupção fechada tinham comprimentos de coroa que se assemelhavam aos dos seus homólogos contralaterais não impactados. Além disso, devido ao processo de cicatrização do APF na mucosa próxima ao dente impactado durante a desobturação, é comum que impactações labiais altas que são expostas com um APF ressurjam após o tratamento ortodôntico. A mucosa oral é deslocada no sentido coronal quando o dente irrompe na arcada dentária. Após o tratamento ortodôntico, essa fixação da mucosa tem a tendência de fazer com que a coroa do dente se desloque no sentido descendente. Essa limitação não foi observada nos dentes que já haviam completado a erupção quando foram expostos. Becker et al.[63] encontraram bons resultados estéticos semelhantes quando estudaram a abordagem de erupção fechada para o diagnóstico de incisivos centrais superiores impactados.

**Recessão gengival:**

Caninos posicionados ectopicamente com dentes impactados labialmente podem ocasionalmente causar problemas. O método APF deve ser utilizado sem cobrir esses dentes. O canino deslocado tem de atravessar o incisivo seguinte, pelo que o ortodontista deve iniciar o processo aplicando uma força para fora na superfície frontal. Os dentes que estão muito deslocados e posicionados apicalmente são mais susceptíveis de sofrer recessão gengival. Um fenótipo fino no paciente aumenta o risco de recessão. Após o tratamento ortodôntico, um transplante de tecido conjuntivo é um procedimento simples para estes doentes. Muitas vezes, este tratamento resulta numa cobertura completa da raiz. Uma medida preventiva para diminuir a probabilidade de recessão labial no incisivo lateral é a utilização de um enxerto gengival. Neste caso, uma estreita faixa de tecido gengival permaneceu após o pedículo do incisivo lateral ter sido afastado. Como o canino estava ectopicamente posicionado labialmente ao incisivo lateral, a recessão poderia ter resultado do movimento dentário sobre ele. Para evitar isso, foi produzida uma largura suficiente através do enxerto do incisivo lateral.[64]

**Falta de movimento dentário:**

Normalmente, é efectuada uma elevação completa do retalho mucoperiosteal quando um cirurgião eleva um retalho para revelar uma impactação labial elevada. No entanto, o periósteo cobrirá a corrente se o cirurgião ligar uma corrente à coroa impactada, a colocar contra o osso desnudado e, em seguida, cobrir o osso e a corrente com o retalho. Uma vez que a camada interior do periósteo é constituída por osteoblastos, começará a depositar osso por baixo da camada celular e acabará por envolver a corrente em osso. Naturalmente, se um ortodontista não conseguisse mover o dente, poderia assumir que este estava anquilosado. Isto é um erro de cirurgia. A elevação de um retalho de espessura parcial junto à crista alveolar pode resolver este problema e preservar a cobertura do periósteo do osso alveolar da crista. Depois disso, um retalho de espessura total é levantado sobre o dente impactado para que o dispositivo de ancoragem ou corrente possa ser fixado. Não haverá hipótese de o osso enredar a corrente quando esta for colocada antes da substituição do retalho, uma vez que estará fora do periósteo.[65, 66.]

**Reabsorção radicular:**

Uma vez que a causa e a consequência exactas da reabsorção radicular não estão bem estabelecidas, a raiz do incisivo lateral com o folículo de avanço do canino em erupção ectópica localiza-se muito próxima uma da outra, de acordo com a nossa convicção. Quando a raiz lateral emerge, ela geralmente se afasta independentemente da coroa do canino. O alvéolo ou região médio-alveolar contém a coroa do canino quando há uma redução notável no comprimento da raiz. Durante a fase de dentição mista, é importante que os dentistas gerais e pediátricos monitorizem de perto a emergência dos caninos superiores utilizando radiografias panorâmicas e periapicais. Nesta altura, é crucial avaliar a distância entre as raízes dos caninos e as raízes dos incisivos adjacentes. Pode ser uma boa ideia extrair o canino primário desse lado se for observado que um canino em desenvolvimento vizinho está a pressionar a raiz do incisivo lateral e a causar alguma reabsorção inicial. Isso encorajará o canino em desenvolvimento a alterar seu curso de erupção e adotar um caminho eruptivo mais típico. Os autores recomendam o início imediato do tratamento ortodôntico, antes da erupção de todos os dentes permanentes, para reposicionar o canino para a frente e evitar mais reabsorção radicular do incisivo lateral. Isso é particularmente importante se as radiografias subsequentes mostrarem reabsorção contínua do incisivo lateral e nenhuma alteração no caminho de erupção do canino. A prevenção da reabsorção radicular no incisivo lateral pode melhorar o prognóstico futuro do dente, mesmo que

o tratamento ortodôntico é adiado até ao aparecimento dos outros dentes permanentes.[67,68]

**Direção do movimento dentário**

"Alguns cirurgiões aconselham a remoção do osso junto a um canino maxilar ectópico impactado labialmente. De acordo com a noção, a coroa do canino encontrará menos resistência à medida que se desloca distalmente através do rebordo alveolar se o osso for removido. Os autores desaconselham a passagem através do alvéolo, argumentando que é melhor para o processo fisiológico transferir a raiz através do osso do que através da coroa. Assim, os autores geralmente movem a coroa do canino labialmente como um primeiro passo quando ela está submersa no alvéolo. Uma vez posicionada labialmente ao osso cortical alveolar adjacente, a coroa é posteriormente inserida distalmente na sua localização final na arcada dentária. O procedimento é mais fisiológico do que destrutivo porque a raiz passa através do osso durante o movimento distal. A capacidade de um canino de suportar o seu próprio osso após a correção ortodôntica pode ser comprometida se for removido osso excessivo durante a abertura do canal. Além disso, a preservação óssea é crucial para um futuro implante, se o canino não puder ser colocado no seu local e for necessária a extração. Como resultado, o procedimento de troughing não é aconselhado pelos autores[69] .

**Discrepâncias no comprimento da coroa:**

Ocasionalmente, após o tratamento ortodôntico, haverá uma diferença nos níveis gengivais. Isto é mais comum no caso do dente impactado labialmente alto e pode ser causado por recessão no dente impactado ou por uma coroa clínica curta no canino contralateral. Se esta for uma preocupação estética, pode ser resolvida com um enxerto de tecido conjuntivo no canino que foi previamente impactado, ou pode ser tratada com uma gengivectomia ou cirurgia óssea no canino contralateral. A quantidade de gengiva no dente e o nível ósseo determinarão o melhor método se o canino contralateral for o problema. Devido ao facto de o osso se encontrar perto da junção cementária e de ser necessário estabelecer a largura biológica habitual (cerca de 2 mm a partir da junção cementária), a cirurgia óssea é normalmente necessária. A solução para este problema é a reflexão conservadora do retalho e o contorno ósseo, que irá igualar o comprimento dos caninos. Uma gengivectomia simples pode ser realizada se houver gengiva conectada suficiente e uma profundidade sulcular excessiva (3 a 4 mm). É interessante notar que quando a técnica de erupção fechada é aplicada, o comprimento final do caso pode ser demasiado curto. Isso ocorreu devido à ausência de uma abertura óssea vestibular e ao fato de o dente estar situado no meio do alvéolo. Isso pode ser facilmente resolvido com os procedimentos mencionados anteriormente.

**Posicionamento do incisivo lateral:**

O deslocamento lingual da raiz do incisivo lateral é uma consequência da impactação labial e da erupção ectópica num canino superior. A coroa do incisivo lateral está frequentemente inclinada para a frente em direção ao lábio. É aconselhável adiar a conexão do fio ao incisivo lateral até depois de reposicionar o canino longe da raiz do incisivo lateral no primeiro tratamento ortodôntico. A fixação do incisivo lateral ao arco faz com que a angulação da raiz seja corrigida gradualmente. Em situações de caninos com dentes ectópicos vestibularmente impactados, a finalização ortodôntica é sempre mais demorada para endireitar a angulação das raízes dos incisivos laterais. Para isso, movimenta-se a raiz para vestibular e a coroa para palatino, utilizando-se um fio retangular de grandes dimensões, com torque radicular para vestibular. As molas de torção auxiliares podem ser úteis em certas circunstâncias para ajudar com este tipo de movimento dentário. A reabsorção radicular adicional durante o movimento vestibular da raiz é um dos perigos associados ao torqueamento da raiz lateral. Por isso, nos casos em que os pacientes apresentam uma reabsorção significativa da raiz do incisivo lateral devido a um canino em erupção ectópica, pode ser necessário sacrificar a localização ideal da raiz final do incisivo lateral para evitar reabsorção adicional da raiz

reabsorção.

**Extração versus movimento:**

Há alturas em que a extração do canino superior impactado labialmente é uma ação melhor do que o seu realinhamento. Nestas situações, a extração dos primeiros pré-molares superiores deve ser justificada por uma insuficiência do comprimento da arcada maxilar associada e um bom perfil facial. No entanto, pode não ser prudente extrair o primeiro pré-molar e, em seguida, realizar uma operação ortodôntica exigente para reposicionar o canino afetado, se o pré-molar já estiver adequadamente situado na arcada dentária. Dentro da disposição oclusal final, pode ser mais sensato excisar o canino afetado e substituí-lo pelo primeiro pré-molar.

**Métodos de aplicação da tração:**

**Quadro 6: Métodos de aplicação da tração**

| | |
|---|---|
| **Elementos de força:**<br><br>Fio de ligadura<br>Elásticos<br>Correntes elastoméricas<br>Fios elásticos | 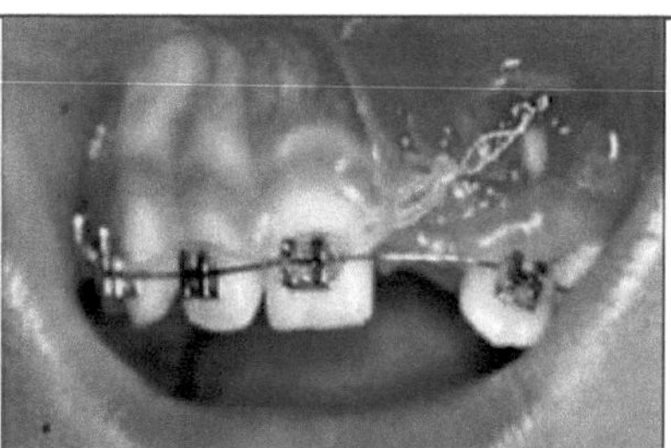 |
| **Molas de balista** | |

**Forças magnéticas**

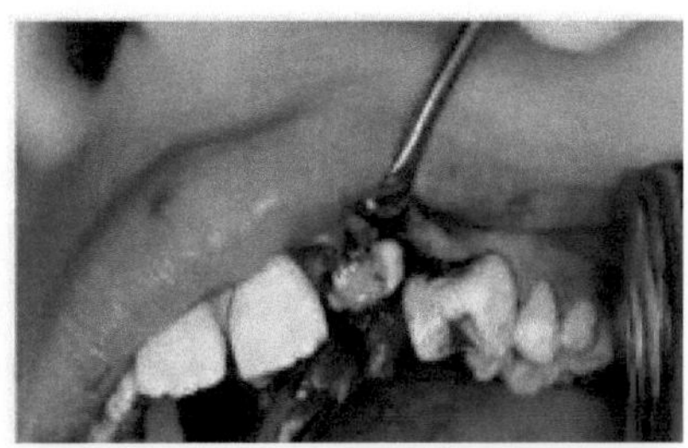

**Fixação por ilhós**

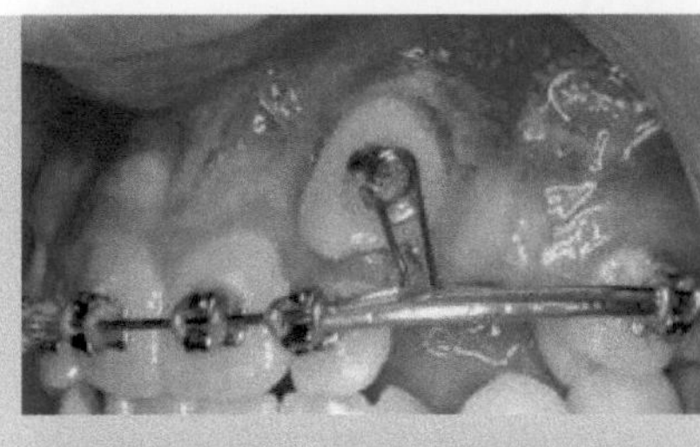

**Fio de arco seccionado**

**TMA**

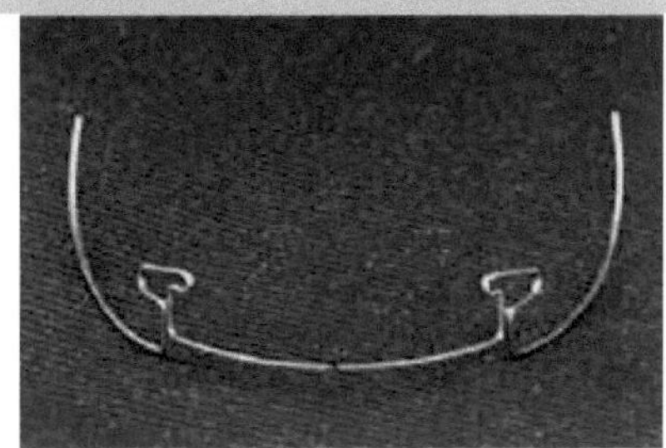

**Mini implantes**

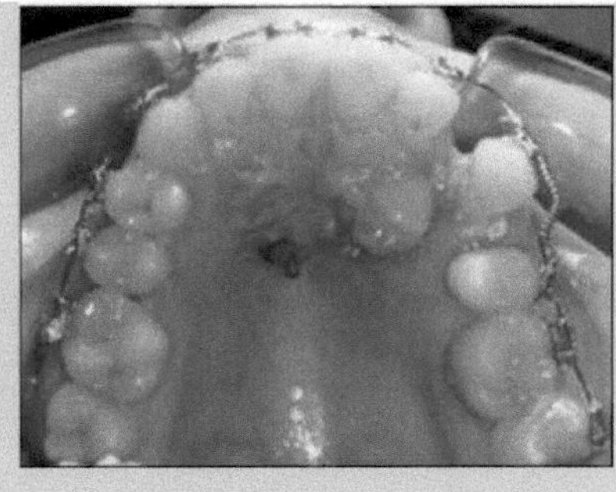

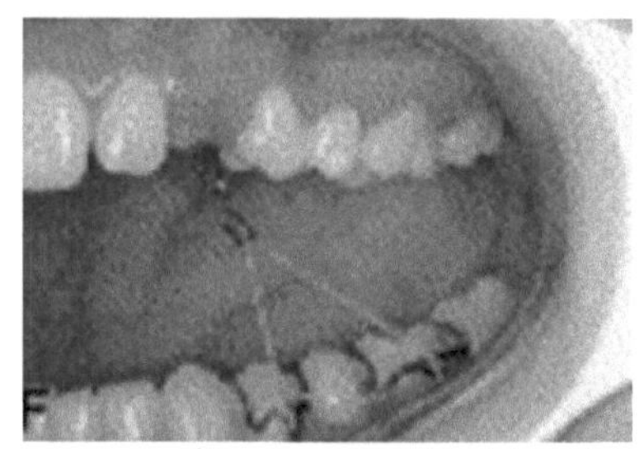

**Tração elástica utilizando como ancoragem um aparelho fixo ou amovível inferior**

## GESTÃO DE CANINOS COM IMPACTE PALATINO:

### Tratamento Intercetivo:

Se a impactação for detectada precocemente e a coroa do canino impactado não ultrapassar a raiz do incisivo lateral adjacente, a remoção do canino principal pode, por vezes, ser uma abordagem útil para facilitar a emergência do canino afetado. No entanto, se o dente afetado estiver situado muito próximo da região mesial, a extração do canino principal não proporcionará resultados satisfatórios. Se o diagnóstico for feito mais tarde na vida, é mais provável que isso aconteça.[69, 70]

Além disso, existe uma técnica preventiva adicional que pode ser utilizada para tratar indivíduos afectados por caninos palatinos. Nos casos em que os caninos superiores estão anormalmente posicionados, podem ser colocados na sua posição correta removendo o canino primário e estabelecendo depois um espaço entre o incisivo lateral superior e o 1st molar primário ou o primeiro pré-molar permanente, utilizando técnicas ortodônticas. O canino impactado poderá irromper em direção ao centro do rebordo alveolar graças a esta abertura ortodôntica do espaço. No entanto, para fechar os espaços remanescentes entre os dentes, é frequentemente necessário um tratamento adicional após a separação forçada do incisivo lateral e do primeiro molar.

De acordo com uma pesquisa realizada por Leonardi et al.[70] , o uso do aparelho extrabucal cervical, juntamente com a extração dos caninos decíduos no início da adolescência, melhorou as vias de erupção dos caninos permanentes impactados pelo deslocamento palatino em 80% dos casos. Lamentavelmente, essa terapia não é adequada para todos os pacientes com caninos impactados palatalmente, devido às limitações do aparelho extrabucal cervical em determinados métodos de tratamento ortodôntico.

A maioria dos encaminhamentos para impactação do canino palatino ocorre quando os dentes do paciente estão completamente erupcionados ou quando a coroa do canino está posicionada mesialmente além da raiz do incisivo lateral. Nessas circunstâncias, o único tratamento eficaz é a exposição cirúrgica do canino, seguida de manipulação ortodôntica para posicionar o dente dentro da arcada dentária. Se a exposição cirúrgica da coroa do canino palatino danificado levar o dente a emergir espontaneamente ou com o auxílio da erupção ortodôntica.

**Técnica Cirúrgica de Erupção Fechada:**

A abordagem de erupção fechada envolve a elevação de um retalho mucoperiosteal para expor a coroa do canino impactado palatalmente. Em seguida, é removido osso suficiente para facilitar o movimento do dente, e uma corrente de ouro é afixada ao dente, que emergirá através do retalho palatino, e o retalho é reposicionado para cobrir o dente. Após a cicatrização da região, o dente pode ser encaminhado para a arcada dentária ortodonticamente. Durante muitos anos, os caninos impactados palatalmente têm erupcionado eficazmente utilizando a abordagem de erupção fechada. Entretanto, o processo de erupção pode levar à perda óssea, implicações periodontais ruins e reabsorção radicular para o incisivo lateral adjacente.

Becker e Zilberman[71] realizaram um estudo sobre caninos impactados palatalmente, utilizando a técnica de erupção fechada. Eles determinaram que o caminho mais adequado para a erupção é em direção à língua, longe da raiz do incisivo lateral. Para evitar o contacto entre o canino e o osso palatino, este vetor de força protegeria o incisivo lateral de lesões radiculares. Uma vez que a coroa emerge na boca, ela pode ser alterada ortodonticamente para a posição adequada para o canino. Ao invés de erupcionar o canino impactado para distal e palatino, afastando-o dos incisivos centrais e laterais vizinhos, muitos ortodontistas apenas puxam o dente lateralmente em direção à crista edêntula. Como resultado, a coroa do canino frequentemente pressiona contra o osso palatino próximo. Como o esmalte da coroa é incapaz de reabsorver fisiologicamente o osso próximo, a necrose por pressão do contacto coroa-osso causa reabsorção óssea quando o canino afetado se desloca lateralmente. Para além disso, à medida que a coroa avança, não ocorre qualquer remodelação óssea atrás da coroa do canino. A investigação demonstrou que um movimento forte deste tipo resulta no facto de o incisivo lateral distal e a mesial do canino anteriormente impactado terem maiores quantidades de osso e de fixação no ápice, em comparação com o incisivo lateral contralateral e o canino não impactado. Como resultado, a estética é severamente prejudicada. No entanto, baixos níveis de inserção ou reabsorção óssea em torno do canino previamente impactado não são resultados necessários da abordagem de erupção fechada. Portanto, é essencial determinar a direção em que o dente canino irá emergir através do tecido do céu da boca. Para evitar danificar os níveis ósseos ou causar a reabsorção da raiz do incisivo lateral, o dente impactado deve inicialmente erupcionar lingualmente antes de ser transferido lateralmente para obter os resultados mais previsíveis com

a abordagem de erupção fechada.[72]

**Prognóstico:**

Os caninos afectados dependem de factores como:

- Idade do doente

- Disponibilidade de espaço

- Posição favorável do canino

- Presença de gengiva de largura adequada

**Técnica para desobstruir os dentes antes do tratamento ortodôntico e promover a erupção independente:**

A maioria dos caninos maxilares afectados está posicionada no lado palatino.

- Quando não se alojam significativamente no alvéolo, são classificadas como impacções simples.

- Complexo quando estão profundamente impactados e posicionados perto ou acima dos ápices das raízes dos incisivos laterais e centrais superiores.

**Impactações palatinas simples:**

Para tratar eficazmente as impacções palatinas leves, a abordagem recomendada é fazer um procedimento cirúrgico para expor o dente e permitir que ele emerja espontaneamente antes de iniciar o tratamento ortodôntico.[73] Um retalho ou uma técnica de punção de tecido mole pode ser usada para revelar esses dentes. Uma protuberância palatina percetível é frequentemente observada se o canino afetado palatalmente for bastante superficial e posicionado coronalmente. Pode ser necessária apenas uma técnica de punção de tecido mole para revelar a coroa do dente. Estes caninos normalmente não têm osso a cobri-los, pelo que a única coisa que pode ser necessária é a ressecção de tecido mole. Se o crescimento excessivo do tecido for uma preocupação, pode ser aplicado um penso. O acesso com retalho facilita a revelação cirúrgica quando o canino está posicionado apicalmente e mais firmemente implantado.

Para o tratamento de destartarização, é necessário refletir o retalho e remover completamente o osso da parte superior do dente. Se os caninos principais estiverem presentes, são extraídos durante o procedimento de desobturação. Um retalho palatino de espessura total representa o pré-molar junto à linha média. Pode ser mantido um colar gengival de 2 a 3 mm à volta da face palatina dos incisivos centrais e laterais. Um dente impactado pode ser encontrado com precisão, extraindo habilmente o osso circundante com uma broca cirúrgica redonda ou uma cureta. A coroa do dente é visível. Não é necessário remover o folículo que rodeia a periferia, embora isso possa aumentar a quantidade de hemorragia durante a cirurgia. Se for necessária a instalação de brackets, isso tornará o procedimento mais difícil. De agora em diante, a experiência será um fator a ter em conta na decisão de colocar um bracket para fixar um penso. Se o dente não estiver firmemente inserido no osso palatino e o cirurgião previr que o tecido não se regenerará para o cobrir durante o período de cicatrização, um bracket e um penso são desnecessários. A área do retalho acima do dente impactado é recortada antes do fecho do retalho, deixando o dente visível quando o retalho é cosido. Se o dente estiver mais firmemente alojado no osso, é inserida uma presilha. Isto ajudará a que o penso fique retido de forma mais consistente. O retalho é fixado ao grampo com um penso periodontal fotopolimerizável, depois de ter sido recortado e suturado. O penso inibirá o recobrimento do dente exposto por tecido. Se necessário, este penso pode ser utilizado durante um período máximo de cinco meses. Sem apoio ortodôntico, o dente começará a erupcionar acima do tecido do palato durante este período. De seguida, o penso pode ser retirado. A facilidade de recobrimento no caso de o penso sair demasiado cedo e o dente voltar a ser coberto por tecido de cicatrização é outra vantagem da utilização de um bracket nestas impactações profundamente embebidas. Para expor o dente com brackets e aplicar um aparelho ortodôntico ou colocar um novo penso, basta uma gengivectomia mínima. Os bordos de tecido que rodeiam o dente afetado epitelizarão normalmente em 4-6 semanas.[74]

**Impactações palatinas complexas:**

É raro encontrar uma impacção palatina que o método de desobturação pré-ortodôntica não possa resolver. No entanto, uma estratégia diferente deve ser considerada em algumas situações em que o canino é tão severamente afetado e posicionado. A profundidade dessas impacções torna difícil mantê-las descobertas. O molar é refletido através da linha média como um retalho de espessura total. A extração da coroa do dente afetado é realizada com cuidado para evitar qualquer dano às raízes dos incisivos centrais ou laterais, especialmente na proximidade dos seus ápices. Para criar um campo seco para a colocação de brackets, a área é segregada. É importante registar a relação do dente com o osso durante a cirurgia. A seleção da mecânica correta para a erupção do dente será mais fácil para o ortodontista se a cirurgia for documentada fotograficamente. O dente é cimentado com um grampo. Para testar a ligação e confirmar que o dente é móvel e não está anquilosado, o bracket é agarrado com uma pinça hemostática.[75,76]

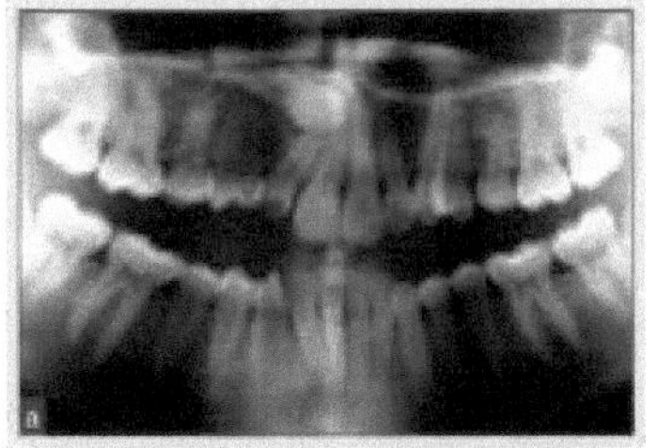 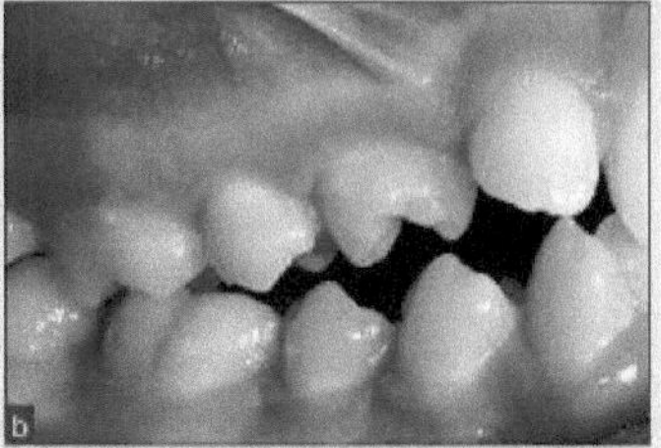

a, b. Canino maxilar direito posicionado acima dos ápices dos incisivos central e lateral direitos.

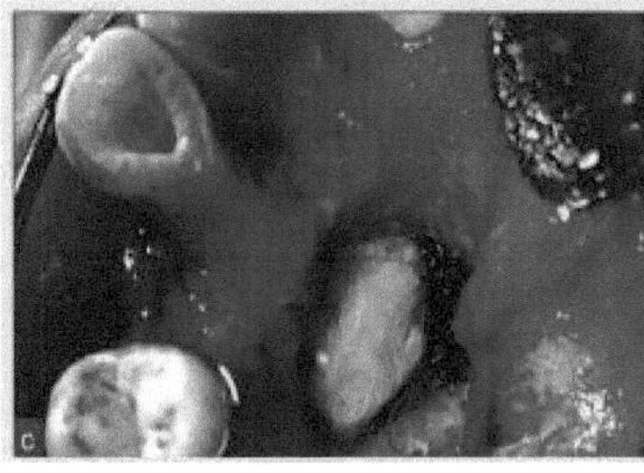

c. Um retalho de espessura total elevado.

d. Um suporte colado à superfície palatina.

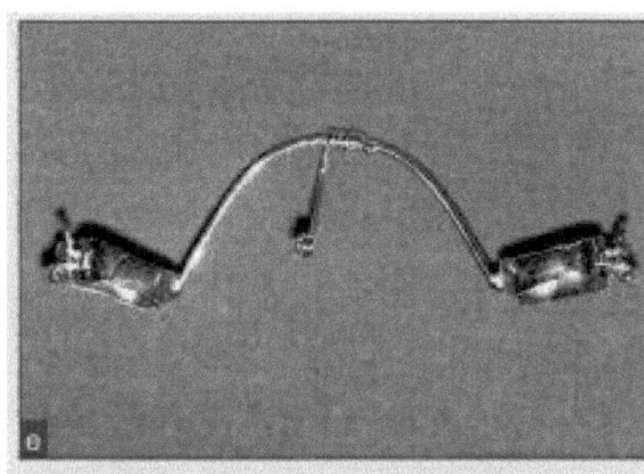 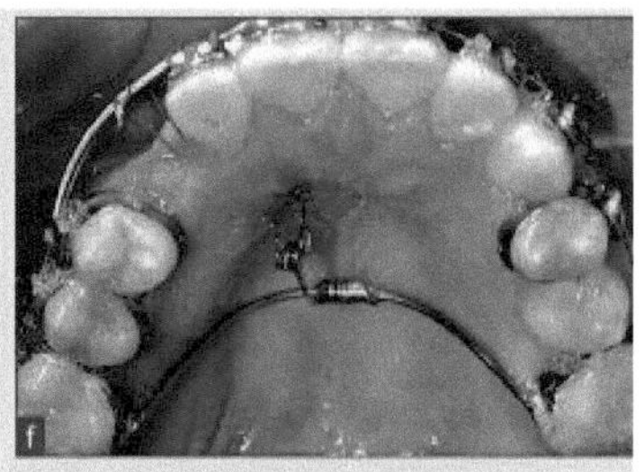

e. Um arco palatino com uma mola soldada.

f. A mola utilizada para fazer irromper o canino em direção ao centro do palato.

**Fig. 13: (A) Impactação palatina simples**

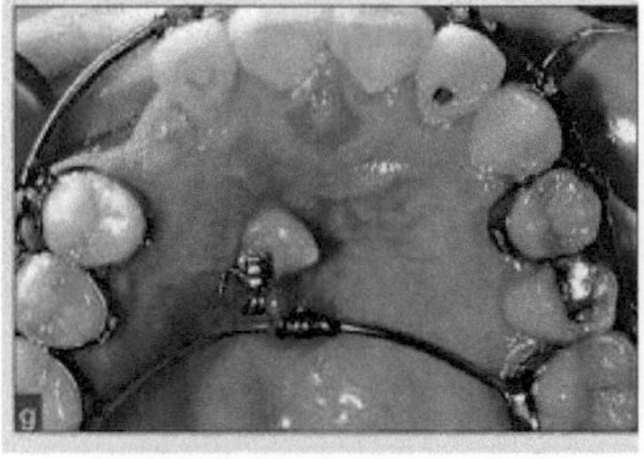

g. A mola utilizada para fazer irromper o canino em direção ao centro do palato.

h. Um suporte fixado na superfície externa do dente.

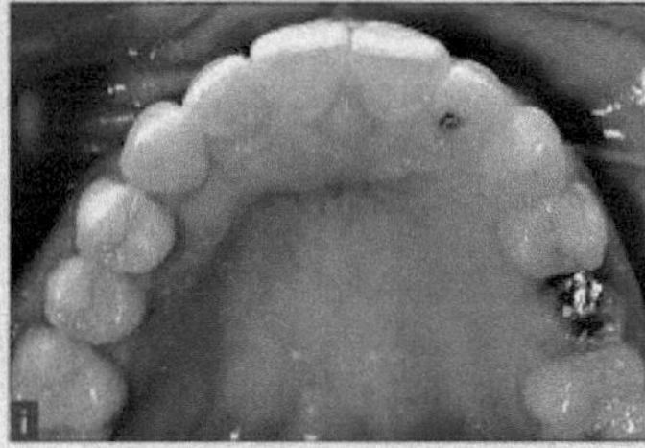

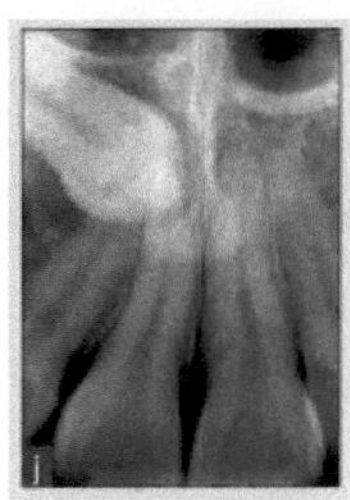

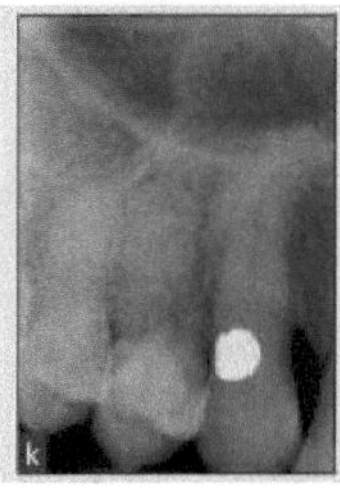

i. Coroa suficientemente erupcionada ortodonticamente.

j, k. Radiografias periapicais pós-tratamento

**Fig. 13: (B) Impactação palatina complexa**

Um procedimento de luxação pode ser utilizado para libertar um dente que tenha sido anquilosado. No entanto, é provável que volte a anquilosar. Pacientes adultos são mais propensos a ter anquilose. Os autores tratam impacções há trinta anos e, durante todo esse tempo, nunca viram um adolescente com impacção palatina anquilosada. Depois de fazer o teste de adesão, uma lâmina #15 é usada para criar uma pequena abertura no retalho, permitindo que o braquete seja visto através da abertura.

89

Utilizando uma técnica de sling contínuo, o retalho palatino é fixado na sua posição original, suturando-o com suturas reabsorvíveis. Uma corrente é fixada ao grampo e sobressai acima da aba, ligando-se ao fio no ponto exato. O ortodontista pode começar a movimentar os dentes em duas ou três semanas. É necessário aplicar a mecânica adequada a esta impacção extremamente difícil. Para erupcionar um canino com este tipo de impacção usando força extrusiva e distal, será necessário um arco transpalatino lingual.

**Impactações palatinas em adultos:**

Os adultos também apresentam exposição pré-ortodôntica de caninos impactados palatinos. Apesar da velocidade muito reduzida do processo de erupção, que ocorre após a eliminação do osso e tecido adjacentes, esses caninos ocasionalmente ainda emergem espontaneamente. Os autores aconselham os adultos com mais de 30 anos a descobrir o canino afetado palatino e esperar que este irrompa espontaneamente antes de usar a força. Uma mola palatina pode então ser usada para o extrudir agressivamente para o palato, após o que pode ser empurrado lateralmente para a arcada dentária. Mas, ocasionalmente, o canino não erupciona e tem de ser removido[78] .

Dado que a incidência de anquilose aumenta com a idade, os adultos que têm caninos impactados palatalmente devem preocupar-se se têm esta condição. A possibilidade de que o dente de um paciente adulto possa ser realocado ortodonticamente não aumenta com a luxação. Normalmente, estes dentes voltam a anquilosar rapidamente. Nesses casos, é melhor ter uma estratégia bem definida antes da cirurgia para que o paciente esteja ciente de todas as suas alternativas no caso de o dente ficar anquilosado. O paciente deve escolher o curso de ação se o dente estiver anquilosado. No momento da descoberta cirúrgica, o dente impactado palatino anquilosado deve ser extraído se um implante for uma opção futura. Se o dente for removido durante este procedimento e houver uma grande deficiência no osso no momento da extração, o enxerto será ótimo. Não existem estudos que forneçam uma explicação conclusiva para o facto de as reacções dos caninos afectados variarem tanto entre adultos e adolescentes. Segundo os cientistas, o ligamento periodontal que envolve um dente não irrompido pode atrofiar devido à falta de uso e, como resultado, reagir mais lentamente à descoberta pré-ortodôntica. Talvez um dente enterrado durante muitos anos no alvéolo responda lentamente à estimulação do ligamento periodontal. Pesquisas futuras sobre esse tema são necessárias para que os ortodontistas possam entender e tratar melhor os dentes impactados em adultos, pois atualmente faltam pesquisas na literatura que descrevam a anatomia do ligamento periodontal de dentes impactados.

**Vantagens da revelação pré-ortodôntica:**

A revelação pré-ortodôntica e a erupção independente de um canino superior impactado palatino apresentam várias vantagens. Desde que o osso e a gengiva que recobrem a coroa do canino impactado sejam removidos, o canino emerge sozinho, sem a necessidade de mecanismos ortodônticos fixos ou removíveis. Na experiência dos autores, a realização dessa operação faz com que a coroa do canino se afaste das raízes dos incisivos centrais e laterais em direção ao centro do palato. Isso impede que as raízes dos incisivos centrais e laterais sofram reabsorção, o que é conhecido quando a coroa do canino está muito próxima a esses dentes. Além disso, o cemento celular reparador forma-se ao longo das superfícies radiculares dos incisivos laterais e centrais quando a coroa do canino irrompe longe das suas raízes.[79]

Em segundo lugar, o procedimento pode ser efectuado antes do início da terapia ortodôntica, quando o paciente tem uma dentição mista. Muitas vezes, os ortodontistas adiam a instalação dos braquetes até que o dente canino tenha emergido completamente no palato, diminuindo, assim, o tempo de uso do aparelho ortodôntico pelo paciente. De acordo com os achados dos autores, os pacientes tratados com essa técnica tiveram os tempos de terapia drasticamente reduzidos em comparação com o tratamento usual para caninos afetados palatalmente.

Além disso, os níveis ósseos e de inserção próximos aos caninos submetidos a essa operação apresentam saúde superior em comparação aos indivíduos que apresentam erupção fechada e movimento lateral da coroa do canino através do osso. Com base na avaliação retrospetiva dos autores de mais de 20 pacientes tratados com a técnica de desobturação pré-ortodôntica, os níveis ósseos e as profundidades dos sulcos nas faces mesial e distal do canino previamente impactado, na face distal do incisivo lateral adjacente e na face mesial do primeiro pré-molar adjacente foram semelhantes aos do canino, incisivo lateral e primeiro pré-molar contralaterais não impactados.

Por outro lado, uma análise da técnica de erupção fechada mostrou que havia uma perda de osso no topo da crista e os espaços entre os dentes eram mais profundos quando os caninos eram movidos lateralmente através do osso.

Os caninos impactados no palato surgem muitas vezes espontaneamente após a remoção dos tecidos moles e do osso. No entanto, isso não é universalmente verdadeiro. Os autores propõem que a deslocação da coroa do canino para o lado lingual da raiz do incisivo lateral impede que o folículo em crescimento penetre no osso cortical palatino relativamente mais espesso e no tecido gengival. No entanto, a razão exacta para a erupção autónoma permanece desconhecida. Uma vez que o tecido mole e o osso ao redor do dente impactado não estão mais presentes, os caninos emergem consistentemente no palato, longe dos dentes vizinhos.

**Críticas à descoberta pré-ortodôntica:**

Uma das principais objecções à desobturação pré-ortodôntica é a crença de que o jovem paciente ortodôntico terá desconforto e morbidade como resultado do buraco que permanece na gengiva sobre a coroa após a cirurgia. No entanto, estudos contrastando métodos abertos e fechados para detetar impacções palatinas revelaram que os indivíduos tratados com esses dois métodos não experimentaram diferentes níveis de dor. [80]

Para fixar com segurança um penso fotopolimerizável ao dente, que protegerá a ferida e promoverá a cicatrização dos bordos da gengiva sem permitir que o osso e o tecido cresçam sobre a parte exposta do dente, recomenda-se a colagem de uma presilha ou de um suporte na superfície interna do dente canino. A ligadura é mantida no sítio até que a coroa do canino danificado se torne visível acima da superfície do tecido palatino. O penso é desnecessário, uma vez que o "buraco" original já cicatrizou e o bordo gengival envolveu a coroa projectada. Como o braquete inicial não estará na posição adequada para transferir a raiz lateralmente após a erupção, os autores geralmente removem o braquete junto com o curativo neste ponto. Para mover o dente lateralmente, um braquete deve ser posicionado na superfície vestibular.

A aplicação desta abordagem a caninos que não estão orientados para a via de erupção correta ou que estão impactados horizontalmente é uma preocupação partilhada por vários ortodontistas.

**Resultados estéticos com a cobertura pré-ortodôntica:**

Os caninos afetados unilateralmente que são submetidos à técnica de erupção fechada com tração imediata, em comparação com aqueles que são deixados descobertos e que podem erupcionar autonomamente, têm resultados cosméticos superiores. Os autores realizaram uma pesquisa recente em que 80 participantes foram instruídos a avaliar e comparar os caninos direito e esquerdo de pacientes que haviam sido submetidos a tratamento ortodôntico. Além disso, os participantes foram instruídos a indicar se notavam quaisquer disparidades nas caraterísticas visuais entre o canino previamente afetado e o canino de controlo não afetado. Neste estudo, os membros do painel não foram capazes de distinguir consistentemente entre caninos impactados e não impactados em termos de perceção estética. No entanto, os membros do painel identificaram corretamente o dente impactado em 75% das vezes devido às consequências inestéticas num estudo anterior dos autores[69,80] que avaliou a aparência estética de caninos expostos utilizando a abordagem de erupção fechada.

**Momento da descoberta:**

Os dentes impactados palatalmente são responsáveis pela maioria dos problemas relacionados com os caninos impactados. A mecânica ortodôntica inadequada e os procedimentos cirúrgicos de destartarização são, normalmente, a causa principal destes problemas. A prevenção da reabsorção radicular e da perda óssea em adolescentes jovens com impactação palatina problemática pode ser alcançada através de diagnóstico e tratamento precoces. De acordo com as observações dos autores, quando os caninos superiores irrompem no palato, eles geralmente o fazem em uma direção oposta à do incisivo lateral. Seis meses antes do início do tratamento ortodôntico é a janela de oportunidade ideal para encontrar a impacção palatina. Isso facilitará a considerável erupção espontânea do dente, resultando numa movimentação dentária mais simples, um período de recuperação mais rápido e menos danos às estruturas circundantes.[80,81]

**Reabsorção radicular:**

A mecânica ortodôntica incorrecta e o tempo de movimentação dentária podem levar à reabsorção radicular e à perda óssea nos dentes vizinhos. Quando o dente é exposto de forma adequada e lhe são dados meses para erupcionar naturalmente antes de iniciar a mecânica ortodôntica, estes problemas podem ser evitados.

**CONCLUSÃO:**

O tratamento de caninos afectados é da maior importância em relação ao seu aspeto e função. Os prestadores de cuidados de saúde devem possuir conhecimentos sobre todo o espetro de opções de tratamento possíveis e formular regimes de tratamento que dêem prioridade ao bem-estar do doente. Fazendo avaliações minuciosas e proporcionando um tratamento adequado, os clínicos podem reduzir eficazmente a incidência de erupção ectópica e subsequente impactação do canino superior. A extração atempada dos caninos primários é uma medida preventiva fundamental para evitar a impactação dos caninos permanentes. Se houver espaços suficientes disponíveis, esta terapia permite frequentemente que os caninos permanentes emerjam corretamente na arcada dentária e assumam uma posição vertical. Os caninos superiores impactados podem ser extraídos através de uma variedade de procedimentos cirúrgicos e ortodônticos.

Mas para tratar estes dentes corretamente, o cirurgião deve utilizar a técnica cirúrgica adequada e possuir a capacidade de exercer forças reguladas numa direção favorável. Isto torna possível curar eficazmente a impactação e evitar danos nos dentes vizinhos. É necessária uma escolha precisa dos procedimentos ortodônticos e cirúrgicos para corrigir com sucesso os caninos afectados.

<u>**CANINO MANDIBULAR**</u>

**INTRODUÇÃO:**

Os dentes que têm um tempo de erupção atrasado ou aqueles que, de acordo com a avaliação clínica e radiográfica, não se prevê que erupcionem completamente são considerados impactados. Causas locais podem ser a causa da falha na erupção de um dente. As possíveis causas destes factores incluem bloqueio mecânico devido a um dente adicional, quisto ou tumor; espaço insuficiente na arcada dentária causado por anomalias esqueléticas como a micrognatia; perda prematura de dentes de leite; ou uma disparidade na forma das arcadas dentárias. A falha na erupção dentária também está associada a causas sistémicas, incluindo anomalias endócrinas, doenças hereditárias e radiação prévia dos maxilares. Muitos dentes são normalmente afectados quando existe uma doença sistémica. No entanto, a razão exacta para o insucesso da erupção é ainda um mistério.

Os dentes mais frequentemente afectados por problemas dentários são os incisivos centrais superiores, os caninos superiores, os pré-molares superiores e inferiores e os terceiros molares, mas qualquer dente pode ser afetado. A ocorrência de impactação do canino mandibular é menos frequente em comparação com a impactação do canino maxilar e tem uma prevalência que varia entre 0,9% e 2,2%.

Quando assintomáticos, muitos dentes totalmente impactados podem ser mantidos no lugar. Por outro lado, Bishara et al.[82] propuseram as seguintes sequelas de impactação de caninos:

- Desalinhamento do dente impactado em direção aos lábios ou à língua.
- A migração dos dentes adjacentes e a redução do comprimento da arcada dentária.
- Há reabsorção radicular externa ocorrendo no dente impactado e nos dentes adjacentes.

- Uma infeção, especialmente quando há uma erupção parcial de um dente, pode levar a desconforto e trismo.

- A dor referida é um fenómeno em que a dor é sentida numa zona do corpo diferente daquela onde se encontra a verdadeira origem da dor.

**Classificação do canino mandibular impactado:**

1. Nível A. a coroa do dente canino impactado está situada na linha cervical dos dentes adjacentes.

2. Nível B. A coroa do dente canino impactado é posicionada entre os ápices radiculares e a linha cervical dos dentes vizinhos.

3. Nível C. As pontas das raízes dos dentes adjacentes são posicionadas sobre a coroa dos caninos impactados.

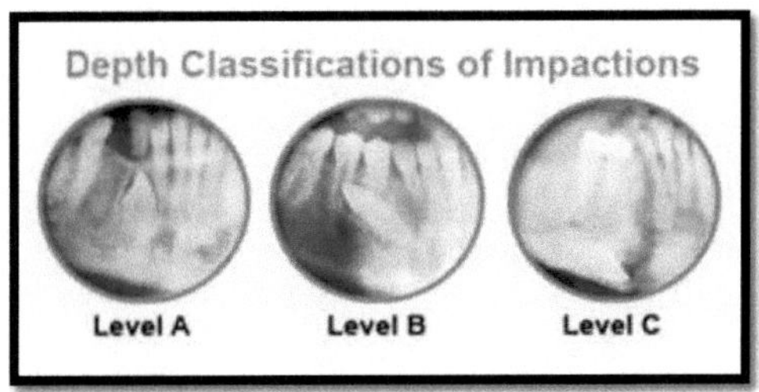


**Fig. 14: Classificação da profundidade das impacções**

**Planeamento do tratamento:**

Para caninos mandibulares impactados, várias abordagens de tratamento têm sido sugeridas, incluindo transplante, exposição e alinhamento ortodôntico, remoção cirúrgica e observação.

Os caninos mandibulares são frequentemente afectados nas regiões labial ou médio-alveolar. No seu posicionamento típico, as impacções médio-alveolares são tipicamente posicionadas verticalmente. O método de erupção fechada facilita a descoberta destas impacções.

O canino tem normalmente um impacto labial angulado e ectopicamente posicionado. Estes devem ser mantidos expostos utilizando um retalho posicionado apicalmente. O impacto lingual no canino mandibular é pouco comum. Para que o cirurgião possa diagnosticar corretamente um canino mandibular impactado, devem ser obtidas radiografias suficientes antes de se programar qualquer cirurgia. Antes da cirurgia, é crucial que os aparelhos ortodônticos estejam no lugar e que o espaço esteja livre. Quando o paciente estiver preparado para a descoberta, o ortodontista deve encaminhá-lo para o cirurgião. No momento da descoberta, o dente principal e quaisquer outros dentes devem ser extraídos.[82]

**Caninos com impacto vertical:**

Se o dente estiver posicionado verticalmente e não ectópicamente, a abordagem de erupção fechada pode ser usada para revelar o canino mandibular que está impactado na região médio-alveolar e vestibular. Para aceder ao dente impactado, é feita uma incisão crestal de reflexão conservadora. Ocasionalmente, são necessárias incisões verticais para fornecer acesso suficiente para a remoção adequada do osso. O dente é exposto e foi removido osso suficiente para revelar a coroa do dente. São utilizados produtos químicos hemostáticos para separar a área, criando um campo seco e limpo. Para ligar uma corrente ao dente, este é primeiro gravado e depois revestido com um agente de ligação. O método mais simples é fixar a corrente diretamente ao dente, contornando o bracket. Depois de ajustado, o retalho é suturado. A corrente liga-se a um bracket num dente vizinho depois de sair pela incisão médio-crestal. Duas semanas mais tarde, o ortodontista pode começar a mover os dentes.[83]

Para erupcionar este tipo de canino impactado, uma mola Ballista é a ferramenta perfeita. O dente pode ser colocado num bracket depois de ter erupcionado para permitir o acabamento final e a mobilidade. O trajeto normal de erupção será imitado por este tipo de força ortodôntica. O dente irá emergir através do meio da crista edêntula, deixando o complexo gengival normal e sem recessão. Caninos impactados labialmente, inclinados e posicionados ectopicamente são comuns. Esses dentes precisam ser deixados expostos com um retalho posicionado apicalmente.

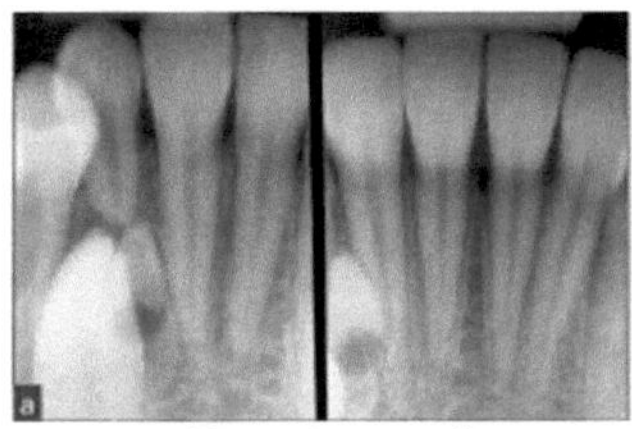

a. Dente impactado

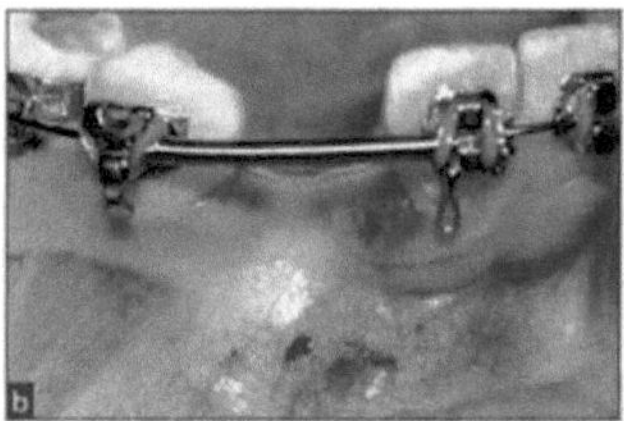

b. Foram colocados brackets ortodônticos.

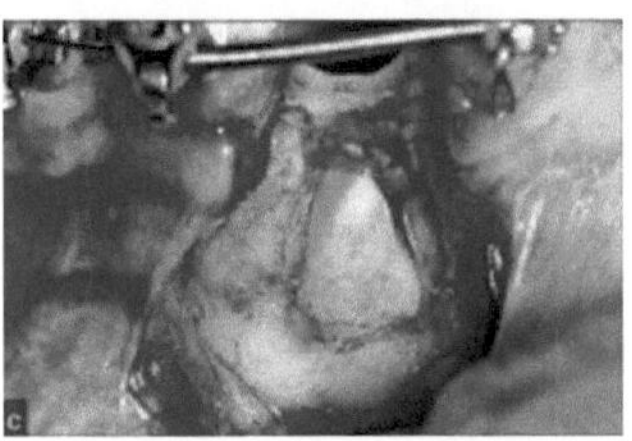

c. Uma técnica de erupção fechada foi utilizado.

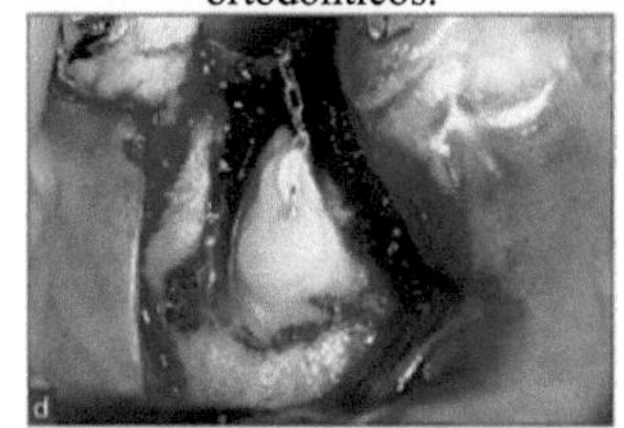

d. Foi fixada uma corrente no bordo de mordida do dente canino.

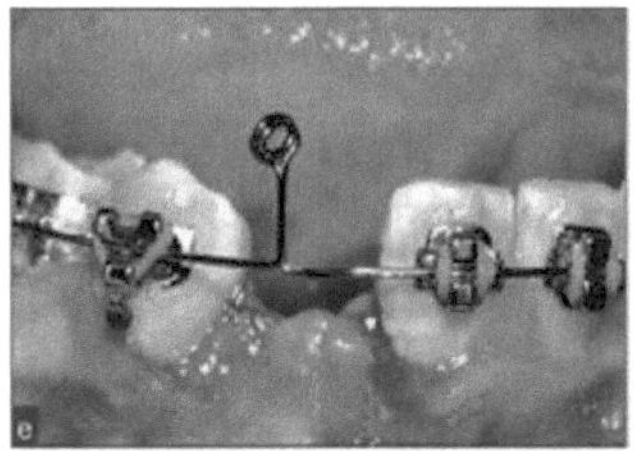 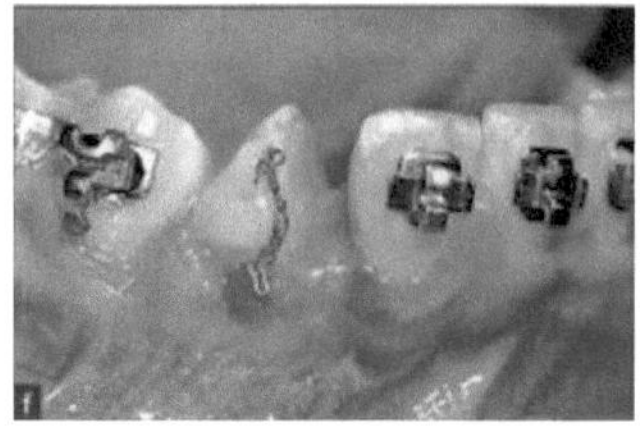

e, f. Foi construído um circuito de balista.

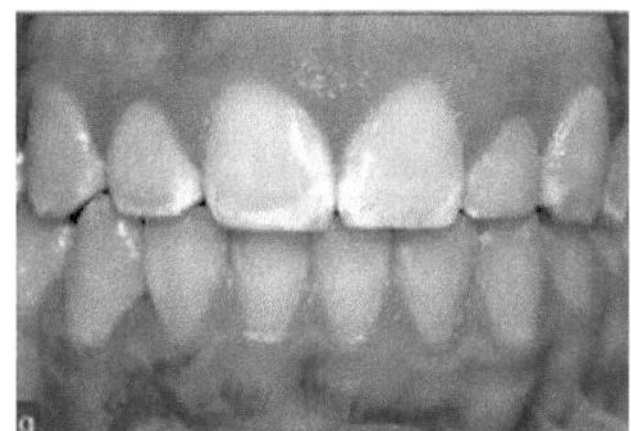 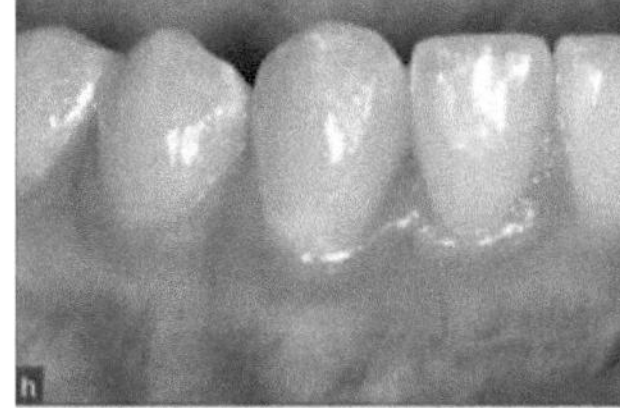

g, h. Fotografia pós-tratamento

**Fig. 15: Canino mandibular direito impactado labialmente e posicionado ectopicamente.**

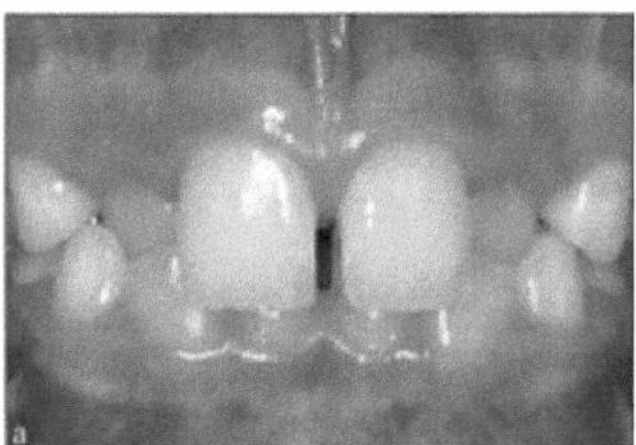 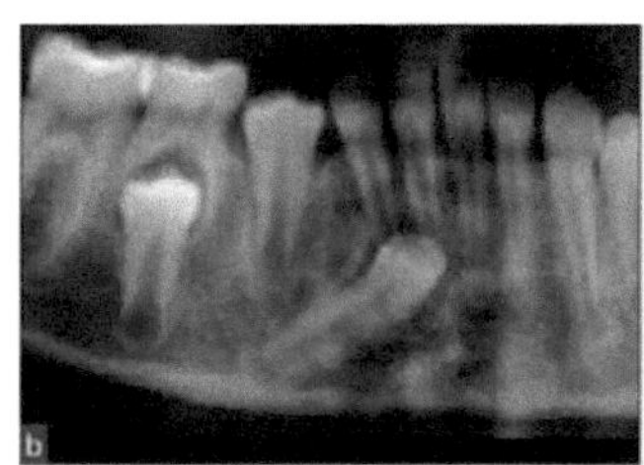

a. Um canino mandibular direito impactado labialmente.

b. Canino mandibular direito impactado que estava ectopicamente posicionado mesialmente ao incisivo lateral mandibular direito

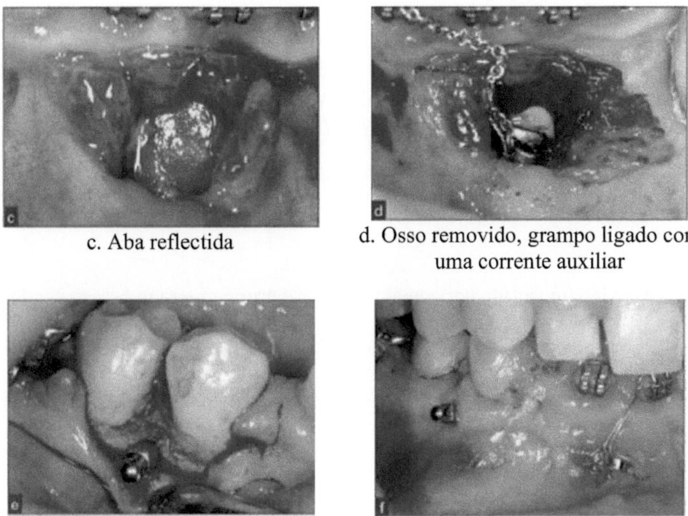

c. Aba reflectida

d. Osso removido, grampo ligado com
uma corrente auxiliar

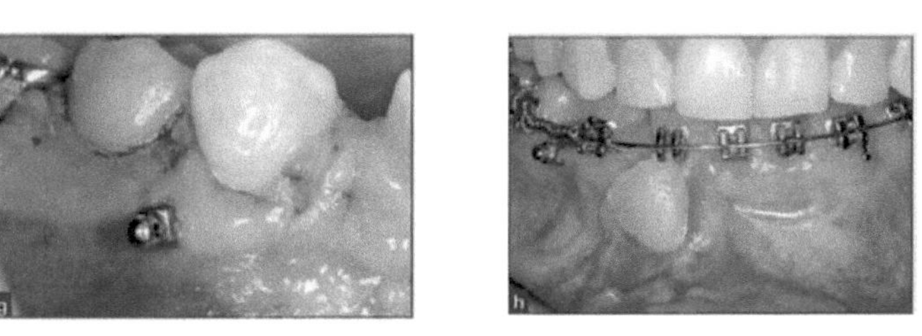

e, f. Mini-implante colocado

g, h. Primeiro e segundo pré-molares a serem utilizados como ancoragem para
retrair o canino

**Fig. 16: Caninos mandibulares posicionados ectopicamente e impactados**

**horizontalmente.**

**Caninos com impacto horizontal:**

Numa posição horizontal, o canino é muito raramente atingido na vestibular.

O dente pode ser exposto, induzido ortodonticamente a irromper e depois colocado na

sua posição correta, se não estiver desalinhado ao ponto de a ponta estar na linha média ou para além dela. O ortodontista pode achar difícil ou impossível recolocar o canino impactado se ele estiver situado muito próximo ou além da linha média. Quando tudo estiver dito e feito, a extração pode ser o melhor curso de ação. Ao considerar a deslocação do dente, é importante avaliar a possibilidade de prejudicar os dentes vizinhos.[84]

O canino impactado horizontalmente deve primeiro ter um espaço criado para ele pelo ortodontista. Uma vez criado o espaço necessário, o paciente pode ser encaminhado para o cirurgião para a extração do dente impactado. Antes de expor o dente impactado, a região deve ser enxertada se a gengiva conectada for insuficiente. Um retalho posicionado apicalmente pode ser usado para expor caninos mandibulares impactados horizontalmente que não estejam muito próximos da linha média. Essas impacções devem permanecer expostas para que o ortodontista possa utilizar a mecânica adequada para extruí-las. O dente deve irromper labialmente, segundo o ortodontista. Depois disso, o dente pode ser reposicionado e fixado no lugar. É possível utilizar dispositivos de ancoragem temporária (DATs), ou ancoragem ortodôntica adicional, para ajudar a deslocar estas impacções extremamente difíceis. Para ajudar no movimento, o DAT pode ser posicionado entre os pré-molares. Para uma perfuração e colocação mais precisas, o TAD pode ser posicionado na gengiva perto da junção mucogengival utilizando uma técnica de punção ou reflectindo o retalho para melhorar a visualização do osso. Devido à sua profundidade apical no vestíbulo, é frequentemente necessário colocar um bracket e um penso para manter estes dentes a descoberto. É possível iniciar a ortodontia quatro a seis semanas mais tarde.

**Enxerto de tecidos:**

É necessário reavaliar estes dentes durante e após o movimento ortodôntico. Por vezes, é necessário enxerto de tecido conjuntivo ou enxertos gengivais livres para aumento gengival. Quando o dente impactado está posicionado de forma ectópica e apicalmente na junção mucogengival ou abaixo dela, isso pode acontecer. Uma pequena gengivectomia foi necessária a meio da fase de erupção nos pacientes com gengiva insuficiente antes do descolamento, a fim de auxiliar o ortodontista no alinhamento final. A recessão no paciente que apresenta uma erupção modesta pode ser facilmente tratada com um enxerto de tecido conjuntivo.[85]

## CONCLUSÃO:

Verificou-se que a proporção de impactação dos caninos inferiores foi maior do que a relatada na literatura existente, considerando que a impactação do canino superior é mais comum do que a do canino inferior. A escolha dos pacientes da clínica cirúrgica pode ser a causa dessa maior ocorrência. No entanto, esse resultado também pode indicar um aumento na quantidade de dentes caninos inferiores impactados.

# GESTÃO DE PRÉ-MOLARES IMPACTADOS

**INTRODUÇÃO:**

O segundo pré-molar inferior é o pré-molar mais frequentemente impactado. A impactação do pré-molar superior não é prevalente. As posições médio-alveolar ou lingual/palatina são as localizações habituais das impacções dos pré-molares maxilares e mandibulares. Se o pré-molar mandibular impactado estiver posicionado lingualmente, ele é tipicamente palpável. Para determinar o local exato do dente, devem ser tiradas as radiografias adequadas. O dente está frequentemente na posição palatina ou médio-alveolar se não puder ser sentido. Um pré-molar mandibular ou maxilar impactado na superfície vestibular não é comum. A abordagem de erupção fechada ou o procedimento de desobturação pré-ortodôntica podem ser usados para expor pré-molares impactados.

Os terceiros molares inferiores são os dentes mais frequentemente afectados pela impactação, seguidos de perto pelos caninos superiores, incisivos centrais e segundos pré-molares inferiores. A avaliação clínica, que revela o dente perdido no seu lugar habitual, juntamente com o exame radiográfico que indica o estado não irrompido do dente, constitui o diagnóstico. A avaliação radiográfica desempenha um papel crucial na preparação para a intervenção cirúrgica ou para o tratamento ortodôntico dos dentes impactados.[86]

# Quadro 7: Diagnóstico e planeamento do tratamento

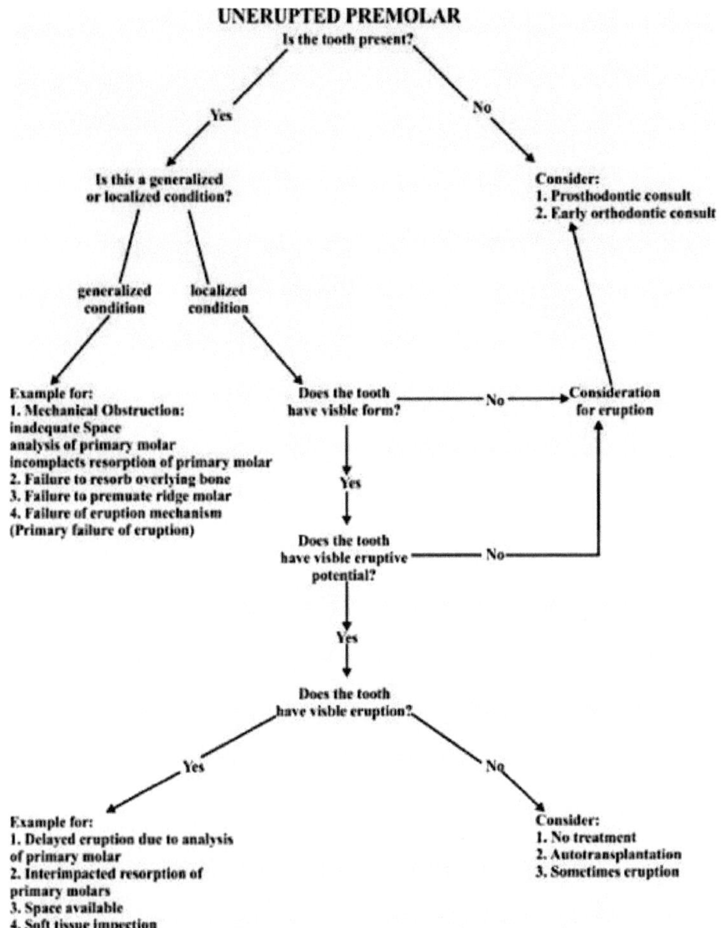

**Planeamento do tratamento de um segundo pré-molar mandibular impactado:**

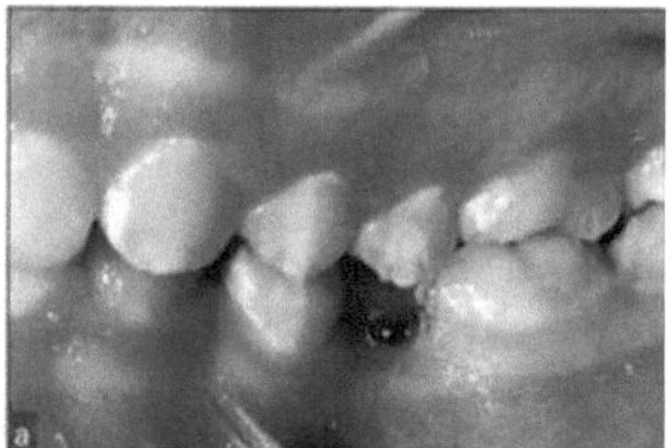

a. Segundo pré-molar inferior esquerdo em falta

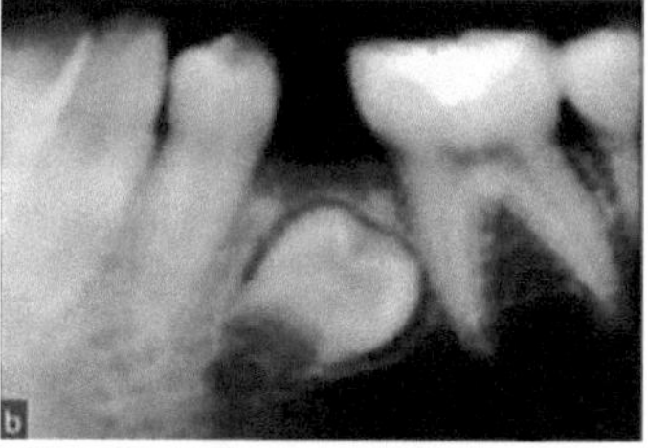

b. radiografia aos 13 anos de idade mostrando um atraso no desenvolvimento.

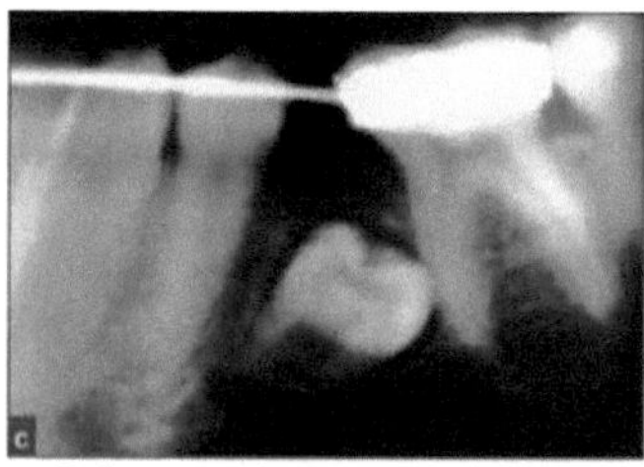

c. Colocação de uma arcada lingual.

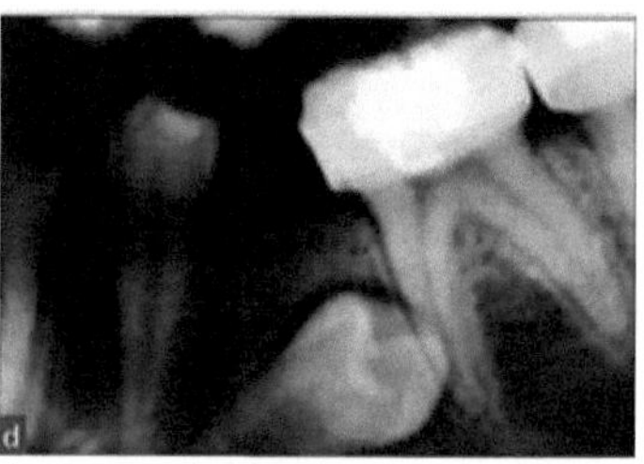

d. 15 anos de idade com um pré-molar inferior desenvolvido, tendo sido iniciado o tratamento ortodôntico.

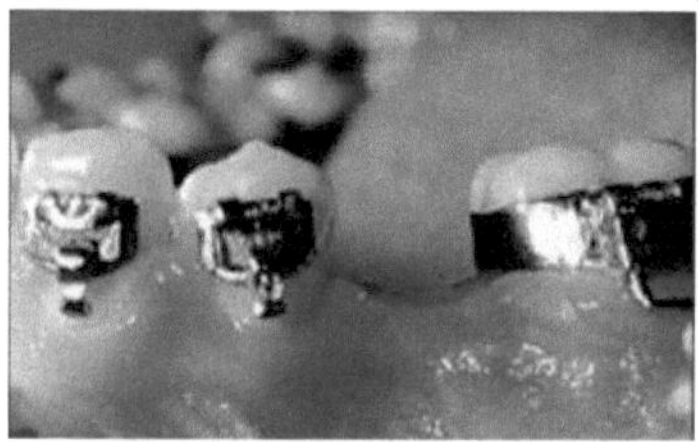

e. Espaço aberto ortodonticamente para a coroa do segundo pré-molar.

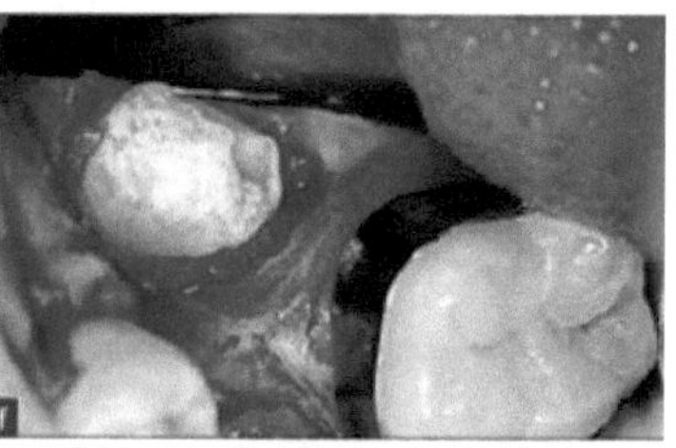

f. Um retalho lingual refletido.

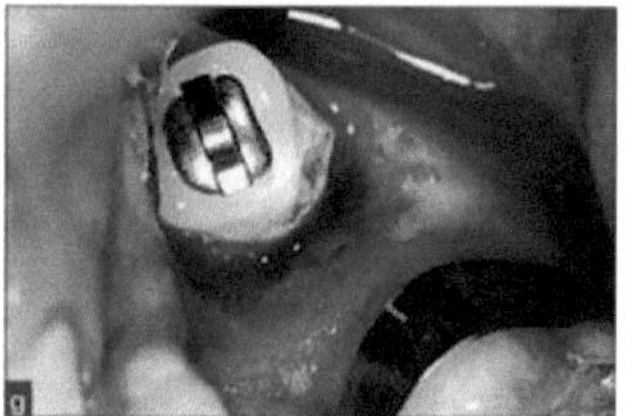

g. O bracket fixado na superfície lingual que cobria o dente.

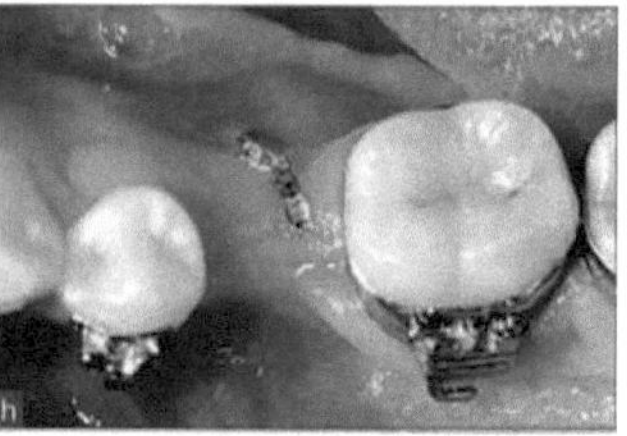

h. Uma corrente de ouro presa ao suporte.

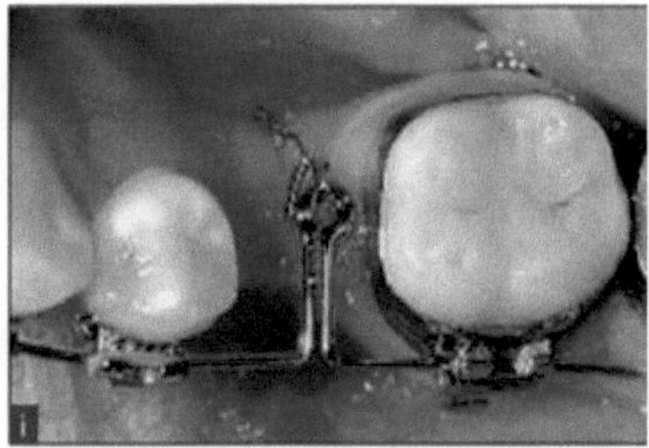

i. Uma mola de balista construída com.

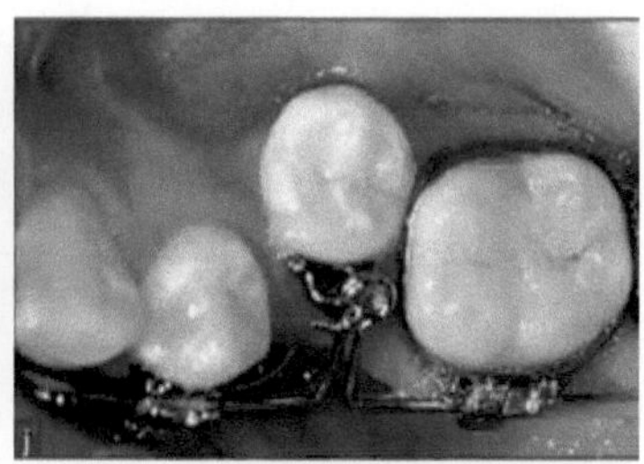

j. A mola moveu-se coronalmente, forçando a coroa do pré-molar a irromper.

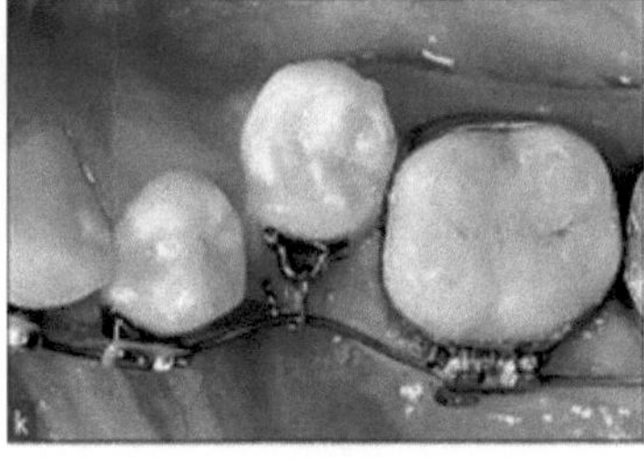

k. Arco de níquel-titânio para mover a coroa para vestibular e para a posição correta.

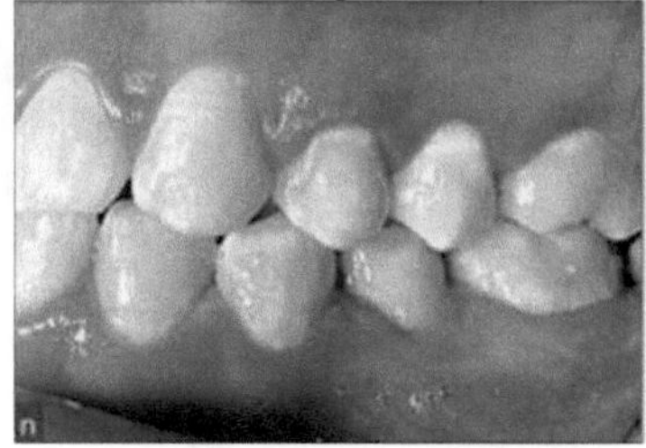

n. Após a remoção do aparelho

**Fig. 17: Segundo pré-molar inferior esquerdo impactado**

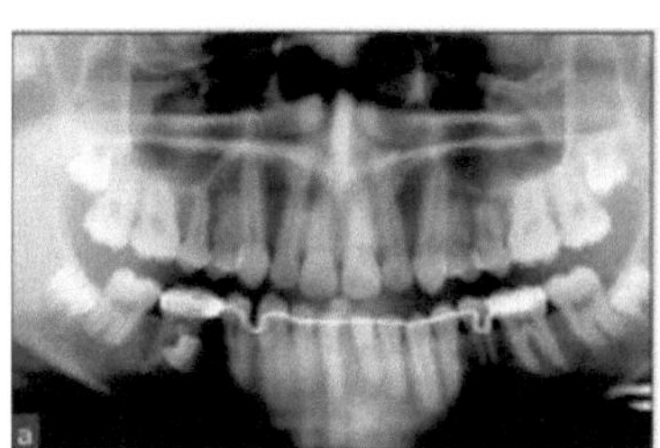

a. O segundo pré-molar direito da mandíbula teve um atraso no seu desenvolvimento

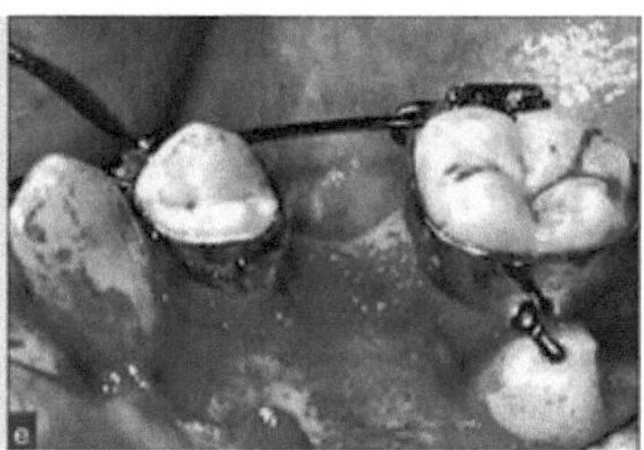

b. Um retalho lingual foi refletido e fixado com um pino.

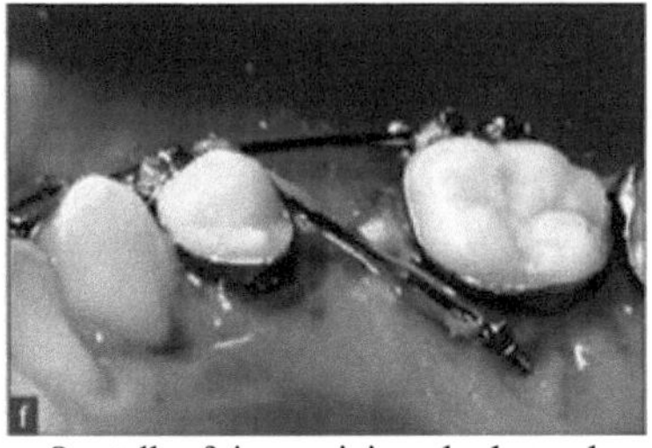 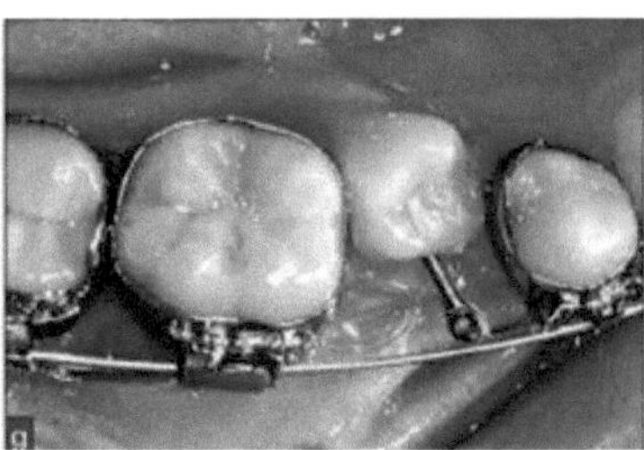

c. O retalho foi reposicionado de modo a que o pino saísse através da gengiva marginal.

d. Uma corrente elastomérica ligada do pino ao arco para mover a coroa mesialmente.

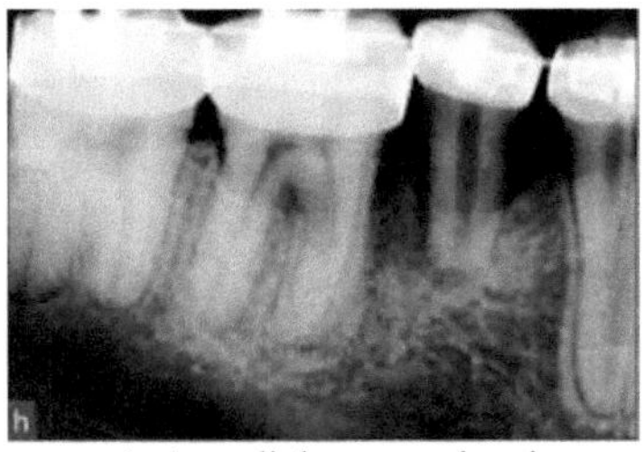 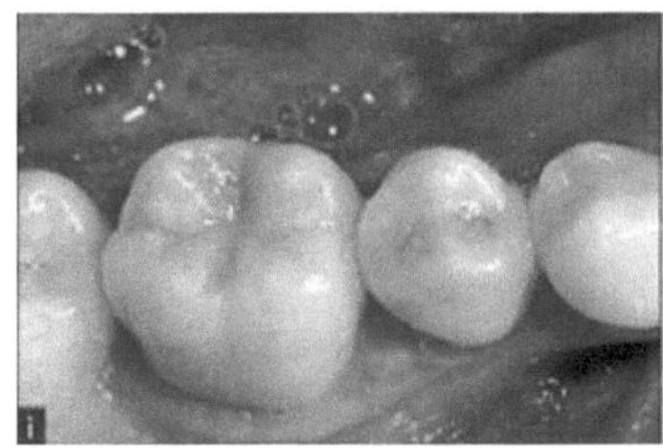

e. Após o alinhamento da raiz, o comprimento da raiz era mais curto do que o normal.

f. Um ano após a ortodontia.

**Fig. 18: Segundo pré-molar inferior ectópico com impacto lingual.**


**Técnica de Erupção Fechada:**

Um retalho lingual completo é criado desde o canino até à face mesial do segundo molar nos casos em que um pré-molar inferior está impactado no lado lingual. Em certos casos, uma vez que o dente impactado está posicionado em direção às pontas dos dentes adjacentes, pode ser necessária uma incisão vertical. Através de um enxerto ósseo minucioso, é feita uma abertura maior do que as dimensões da coroa afetada, permitindo libertar a coroa da sua cripta óssea. Como o dente pode ser impactado próximo à raiz mesial do primeiro molar, este procedimento deve ser feito com cuidado.[86]

A parte coronal do dente é ligada com uma corrente de ouro depois de isolada. Depois de ajustados, os retalhos são suturados. A corrente deve ser fixada a um braquete vizinho depois de sair pela incisão na zona médio-crestal. Uma a duas semanas mais tarde, pode ser administrada uma força ortodôntica eruptiva. Quando uma mola Ballista é aplicada a um pré-molar na posição médio-alveolar, este erupciona rapidamente.

Ocasionalmente, a raiz do primeiro molar bloqueia o pré-molar impactado. Neste caso, a sua erupção requer uma mecânica ortodôntica especializada. Quando um dente está muito impactado próximo ao ápice do primeiro molar, ele pode sofrer alguma reabsorção radicular durante o processo de recolocação. Para remover o dente debaixo da coroa do primeiro molar sem prejudicar a raiz mesial já reabsorvida do dente, a força e a direção ortodônticas são cruciais. Após a erupção do dente, o pré-molar não estará mais pressionando a raiz mesial do molar, fazendo com que a reabsorção pare.

**Técnica de revelação pré-ortodôntica:**

A descobertura pré-ortodôntica pode ser utilizada quando um pré-molar superior é afetado no palato ou na região médio-alveolar. Um retalho é espelhado em torno da mesial do primeiro molar até o canino. Um braquete ortodôntico é afixado na parte superior do dente pré-molar, quer no lado virado para a frente quer no lado virado para a superfície de mordida, depois de ter sido aparada a quantidade necessária de osso para revelar completamente a parte visível do dente. Antes da sutura, o retalho é ajustado e recortado para revelar o suficiente da coroa para permitir a colocação de um penso no bracket. A menos que o pré-molar esteja impactado muito alto no palato, caso em que o penso deve ser deixado no local até o dente emergir suficientemente por si só, o penso pode ser retirado algumas semanas mais tarde. O penso pode ser retirado quando o pré-molar está perto da superfície do palato, uma vez que há menos hipóteses de o tecido voltar a cobrir o dente. Por vezes, o penso tem de ser deixado durante dois ou três meses. Um ortodontista pode iniciar o movimento ativo quando o dente tiver rompido consideravelmente o tecido palatino.[87]

**Mecânica ortodôntica para erupção de um pré-molar impactado:**

A orientação da raiz e a profundidade vertical da coroa impactada determinarão a mecânica ortodôntica necessária para a erupção de um pré-molar. Os autores recomendam o uso de uma mola Ballista para deslocar verticalmente o pré-molar impactado dentro das placas labial e lingual do osso alveolar, particularmente quando ele está posicionado no meio da crista alveolar e é quase perpendicular dentro do alvéolo. A distância entre o fio labial e o centro do rebordo alveolar deve ser a mesma que o comprimento da mola Ballista. Desta forma, o dente irrompe mais eficaz e verticalmente. Pode ser colocado um bracket no dente depois de este ter sobressaído através da gengiva no ponto mais alto do rebordo. Isto permite que a coroa seja posicionada corretamente em relação aos dentes vizinhos. É difícil orientar corretamente a força de uma mola Ballista para permitir o movimento do dente se a coroa do pré-molar estiver posicionada na superfície palatina ou lingual e se encontrar lingualmente em relação às raízes do primeiro molar. Uma corrente elastomérica pode ser útil nestas circunstâncias para promover a migração do dente em direção ao centro alveolar e mesial ao primeiro molar. É crucial assegurar que existe ancoragem suficiente para suportar a cadeia elastomérica. A colocação de um arco lingual ou palatino para servir de âncora para a cadeia elastomérica pode ser benéfica em algumas circunstâncias. Nalgumas situações, a força da cadeia elastomérica pode ser ainda mais ancorada com a utilização de um mini-parafuso. É crucial que o dentista evite aplicar pressão de uma forma que possa danificar as raízes do primeiro molar em qualquer cenário. A reabsorção das raízes do primeiro molar pode, ocasionalmente, resultar do redireccionamento distal da rota eruptiva da coroa do segundo pré-molar inferior impactado. Embora isto não seja comum, assim que acontece, é crucial transferir a coroa impactada para longe do primeiro molar, de modo a evitar danos irreversíveis e a possível perda do primeiro molar. Geralmente, uma mola Ballista é inútil nestas situações. A arcada lingual, a arcada palatina, o mini-parafuso[88] , ou uma cadeia elastomérica ligada a uma mola de níquel titânio são os mecanismos recomendados para reposicionar a coroa do pré-molar longe das raízes do primeiro molar.

Como mencionado anteriormente, o segundo pré-molar impactado geralmente está voltado para as raízes linguais ou palatinas do primeiro molar, se não estiver em uma posição médio-alveolar. A superfície lingual é ocasionalmente a primeira superfície que o cirurgião vê depois de remover o osso da coroa do pré-molar quando um segundo pré-molar mandibular ou maxilar é impactado em direção a ela. Como resultado, a superfície lingual frequentemente requer que o cirurgião aplique uma corrente ou acessório de ouro. Os autores aconselham a rotação do dente nestes casos, quando este está a ser arrastado para mesial; a coroa é tipicamente rodada 180 graus depois de o dente se aproximar do centro do rebordo alveolar.

Como resultado, estas possibilidades salvaguardaram o prognóstico para o primeiro molar. Na eventualidade de, mais tarde, ser necessário um implante para substituir o primeiro molar em falta, seria ainda vantajoso permitir, pelo menos, a erupção do segundo pré-molar, de modo a promover o desenvolvimento vertical do rebordo ósseo nesse local. No entanto, para surpresa do autor, após a extração do segundo pré-molar sob as raízes mesiais do primeiro molar, a furca do primeiro molar encheu-se de osso, a reabsorção radicular cessou e a vitalidade pulpar tanto do primeiro quanto do segundo pré-molar persistiu. Como mencionado anteriormente, os cementoblastos recobrem as superfícies reabsorvidas da raiz com cemento reparador ou celular quando a pressão exercida sobre ela é liberada.

**Erupção autónoma:**

Em raras circunstâncias, a extração de um ou ambos os molares primários próximos pode fazer com que um segundo pré-molar severamente afetado surja por si só. O segundo pré-molar impactado pode emergir espontaneamente após a extração do molar primário anquilosado.

Esta opção não tem recebido muita atenção na literatura, e a maioria das referências à erupção autónoma provém de estudos de casos isolados ou de pequenas séries de casos. Embora a probabilidade de auto-correção seja incerta, vale sem dúvida a pena tentar, especialmente se o paciente estiver na fase de dentição múltipla e a impacção estiver em posição horizontal.[89]

Embora a erupção autónoma nem sempre seja previsível, vale a pena tentar para os pacientes com dentição mista que têm alguns anos antes da erupção de todos os seus dentes permanentes. Desenvolvimento das raízes Quando a raiz apenas começou a desenvolver-se mas a coroa está completamente desenvolvida, é comum identificar segundos pré-molares inferiores que estão impactados.

**Autotransplante:**

Em circunstâncias raras, o segundo pré-molar pode estar impactado ao ponto de a erupção ortodôntica do dente ser difícil ou impossível, ou pode colocar os dentes e o osso vizinhos em perigo. Para reposicionar o dente no seu lugar correto nestas circunstâncias, deve ser considerado o autotransplante. É efectuada uma incisão médio-crestal e são reflectidos retalhos de espessura total para autotransplantar o segundo pré-molar. Para encontrar o dente impactado e o seu folículo, o osso bucal é cuidadosamente removido. O dente implantado é alojado numa osteotomia da crista. Apesar da infra-oclusão, o dente e o folículo são corretamente posicionados e meticulosamente enucleados.

Depois de ajustados, os retalhos são suturados. Em três meses, a movimentação ortodôntica pode ser iniciada. Trata-se de um procedimento muito exigente, com grandes probabilidades de lesionar o nervo mandibular e o folículo.[89]

**Extração de pré-molares impactados:**

Raramente um segundo pré-molar impactado na mandíbula ou na maxila não pode ser exposto cirurgicamente e irrompido ortodonticamente na sua posição correta. Existe, no entanto, uma alternativa, se o movimento ortodôntico ou a exposição cirúrgica forem considerados ineficazes para um determinado paciente: a extração do pré-molar impactado e o encerramento do espaço edêntulo. Lamentavelmente, a limitação do espaço de extração pode resultar em grandes sacrifícios para a oclusão e estética se a extração for unilateral. Nessas circunstâncias, pode ser útil fazer uso da ancoragem que um mini-implante bem colocado proporciona. Sem alterar a oclusão anterior ou posterior ou a linha média dentária, este adjuvante pode oferecer ancoragem suficiente para deslocar o primeiro e segundo molares mesialmente e fechar o espaço edêntulo posterior. O mini-parafuso pode ser retirado assim que o espaço for selado. [89]


## CONCLUSÃO:

É frequente encontrar pré-molares não erupcionados. Se o problema não for identificado e examinado, a arcada dentária pode colapsar, aglomerar-se ou perder espaço desnecessariamente. Para ajudar no diagnóstico da condição de pré-molar não

erupcionado, é apresentado um esquema de diagnóstico. As considerações seguintes
são cruciais para o diagnóstico e tratamento de pré-molares não irrompidos:

1. Está presente um pré-molar não irrompido.

2. A zona onde pode entrar em erupção.

3. A existência, a localização, o estado e o estado do molar principal.

4. Viabilidade da forma pré-molar, potencial eruptivo e orientação.

5. A existência e o estado da mucosa da crista mole e/ou do osso subjacente.

# TRATAMENTO DE MOLARES IMPACTADOS

<u>**PRIMEIROS MOLARES:**</u>

É bastante invulgar que o primeiro molar inferior seja impactado. Quando está impactado, normalmente está completamente coberto por osso. Isto torna a revelação incrivelmente difícil. O cirurgião deve ter muito cuidado ao remover o osso para revelar este dente, para que não haja lesão dos dentes adjacentes. No entanto, o osso deve ser cortado do ápice da coroa para facilitar a migração do dente da sua cripta óssea. Este é o erro mais comum na descoberta deste dente. O cirurgião deve remover osso suficiente para expor o dente, mas com cuidado para não ferir as estruturas próximas.

Os primeiros molares inferiores impactados encontram-se frequentemente na posição médio-alveolar. É necessário efetuar radiografias adequadas para verificar o posicionamento do dente, bem como a forma e a extensão do desenvolvimento da raiz. As pontas dos dentes encontram-se por vezes junto ao bordo inferior da mandíbula. Se estiverem completamente formadas e apresentarem grandes curvaturas ou dilacerações, o movimento pode ser impossível. Neste caso, deve ser dada atenção à luxação do dente e à sua elevação para o local adequado ou um pouco apical à sua posição oclusal típica. Pode então ser colocado um bracket e progressivamente empurrado para a sua posição. Se o dente puder ser descoberto, é efectuada a abordagem de erupção fechada; no entanto, é necessária uma reflexão mais extensa do retalho para obter acesso à porção apical. As incisões verticais permitirão o acesso para uma visibilidade óptima.[90]

Isto é necessário para remover osso suficiente sem causar danos aos dentes próximos. Também é importante tomar precauções para evitar ferir o nervo mental.

Após a exposição do dente, este é isolado e a superfície oclusal do dente é selada com o bracket adequado. Trata-se de um braquete feito à medida. Para evitar a hiperoclusão do gancho e permitir que o ortodontista o engate com elástico, este deve ser posicionado corretamente.[91] O gancho é moldado para sair através da incisão crestal, de modo a que o ortodontista o possa alcançar, e os retalhos são recolocados no sítio. Utilizam-se suturas reabsorvíveis para suturar os retalhos. O início da movimentação dentária pode ocorrer numa semana. Uma mola Ballista ou uma força elástica ligada a uma extensão distal do fio ou a outro aparelho auxiliar, como um arco lingual, pode ser usada para aplicar um empurrão vertical intra-arco no dente afetado. Uma força elástica pode ser fixada a um aparelho na arcada oposta (como um dispositivo de ancoragem provisória ou um aparelho de expansão maxilar) se não houver espaço suficiente para proporcionar tração intra-arco. Outros aparelhos auxiliares, como um arco lingual na arcada mandibular ou um arco transpalatino na arcada maxilar, podem ser utilizados para estabilizar as localizações transversais e verticais das unidades de ancoragem, dependendo da direção do movimento necessário do molar impactado. Antes de considerar a cirurgia para esse tipo de impactação, é fundamental que o cirurgião e o ortodontista conversem sobre todas as particularidades do caso. No caso de o dente poder ser extraído e movimentado ortodonticamente, é necessário discutir um plano de colocação preciso e um bracket específico antes do procedimento.[92] Nestas circunstâncias difíceis, uma comunicação eficaz entre o cirurgião e o ortodontista será essencial para o resultado. A extração pode ser a única opção se for determinado que o dente não pode ser exposto e recolocado sem representar um risco significativo. Se o dente estiver luxado e posicionado oclusalmente, o ortodontista e o cirurgião precisam conversar sobre como o dente será fixado e estabilizado durante a cirurgia, bem como sobre o posicionamento preciso do dente.[92]

## SEGUNDO MOLARES:

A área médio-alveolar é tipicamente afetada pelos segundos molares inferiores. Eles devem ser expostos e mantidos expostos quando são travados sob o primeiro molar e angulados mesialmente, para que o ortodontista possa utilizar as técnicas adequadas para a extrusão do dente. Não é possível aplicar a estratégia de erupção fechada, como mostra o exemplo do primeiro molar. É necessário utilizar uma versão modificada desse procedimento com o desenho do retalho.

A gengivectomia é insuficiente para expor uma porção suficiente da superfície vestibular do segundo molar inferior. Nesta área, existe frequentemente pouca gengiva e um vestíbulo pouco profundo. Para um acesso ótimo, pode ser utilizado um retalho lingual conservador. São necessárias incisões verticais para colocar a vestibular numa posição apical. Graças a este desenho do retalho, o cirurgião terá acesso para remover osso suficiente. Além disso, isto facilitará o posicionamento apical dos retalhos vestibular e lingual, expondo assim os dentes para uma colocação direta dos brackets e assegurando uma mecânica ortodôntica correta. Para manter a visibilidade do dente, é colocado um penso na superfície externa do dente, virado para a bochecha, para evitar o crescimento excessivo. O dente pode ser colocado com braquetes e a movimentação dentária pode ser iniciada em duas semanas.[91,93]

No que diz respeito à ancoragem e à quantidade de espaço disponível para a aplicação de força vertical, os molares impactados apresentam problemas ortodônticos únicos. No caso de molares impactados, é necessário expor uma porção suficiente do dente para fixar com segurança um braquete ou tubo na face externa do dente, conhecida como face vestibular, que é quase sempre a melhor opção. Entre outras vantagens, isto torna possível modificar facilmente os vectores de força e visualizar diretamente a localização do dente. Um attachment deve ser posicionado em qualquer superfície acessível, se apenas for possível uma exposição parcial ou se a superfície exposta não for a vestibular. Para conseguir o movimento dentário desejado, será necessário deslocá-lo periodicamente. Quando um molar impactado percorreu uma distância significativa, é necessário aplicar técnicas de retenção específicas. Para impedir o reenchimento do espaço, um fio espiral fixo é frequentemente ligado às superfícies vestibulares dos dentes vizinhos. Para impedir que o dente anteriormente afetado se desloque para vestibular, lingual ou verticalmente, são também utilizadas contenções amovíveis. A cirurgia também pode ser utilizada para deslocar os segundos molares inferiores que estão impactados. A colocação cirúrgica pode ser considerada se o dente estiver afetado mesialmente ou imerso verticalmente.[93] O curso da terapia é o mesmo que para o primeiro molar inferior. É essencial que o cirurgião e o ortodontista trabalhem em conjunto para discutir a posição do dente, a forma de o estabilizar durante a cirurgia e o tipo de bracket necessário.

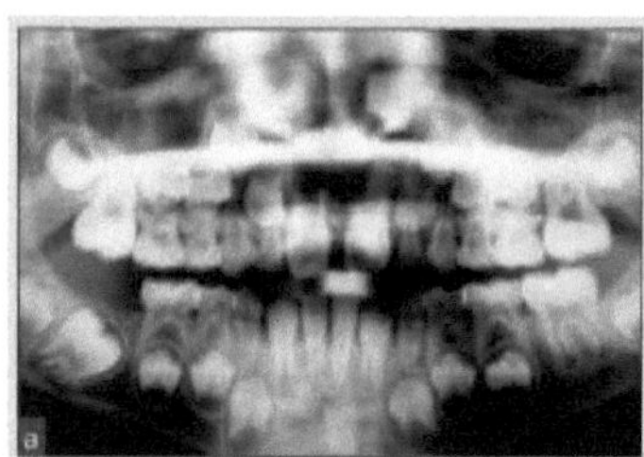

a. Ortopantograma

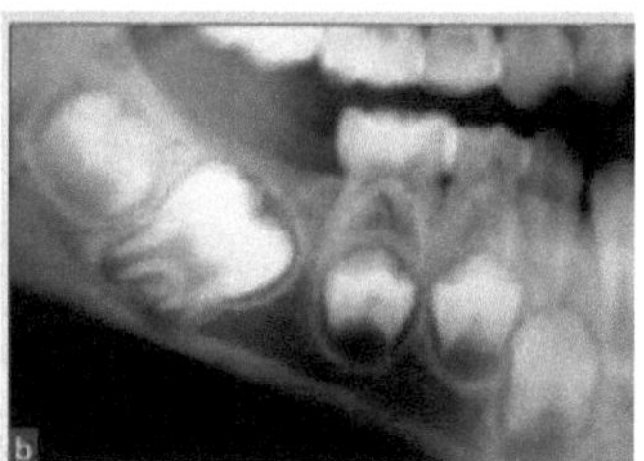

b. Primeiro molar direito mandibular
impactado.

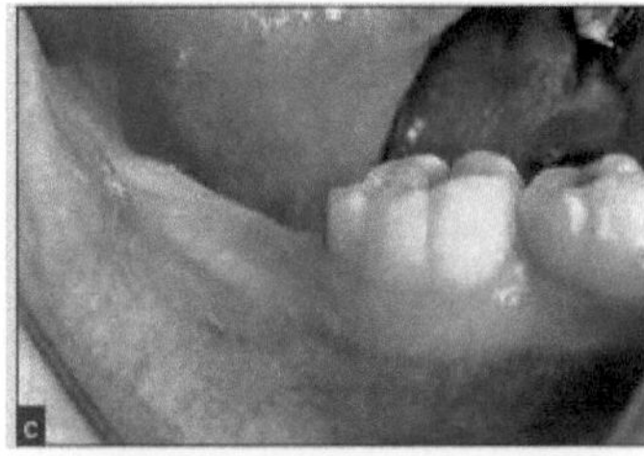

c. Primeiro molar direito mandibular completamente encapsulado em osso.

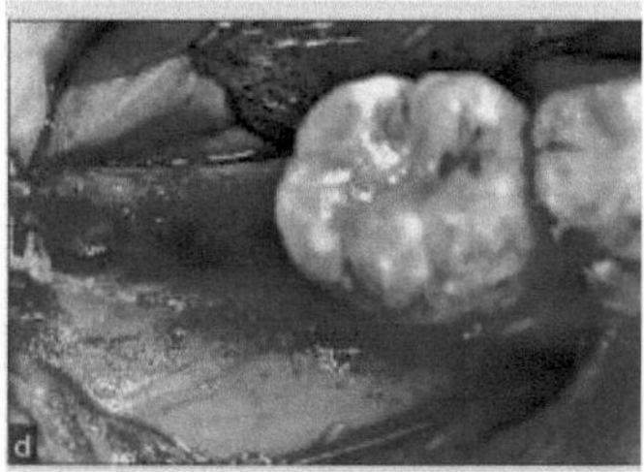

d. Retalho de espessura total elevado.

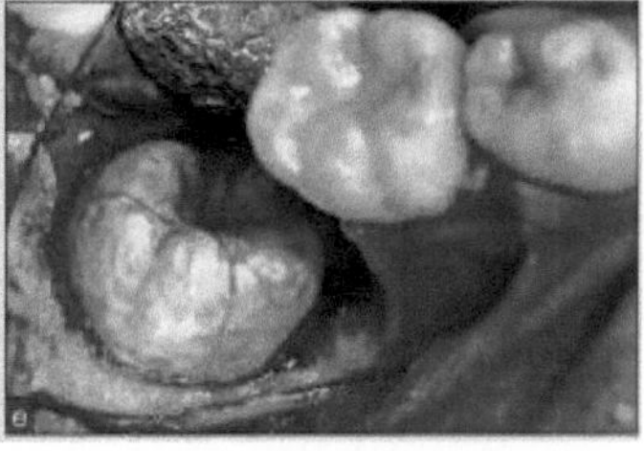

e. Osso vestibular e lingual removido para expor a coroa inteira do primeiro molar.

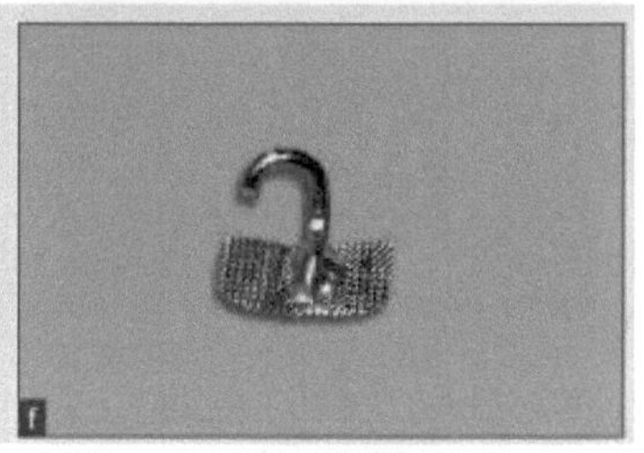

f. Um acessório pré-fabricado com uma rede de arame soldada a um gancho.

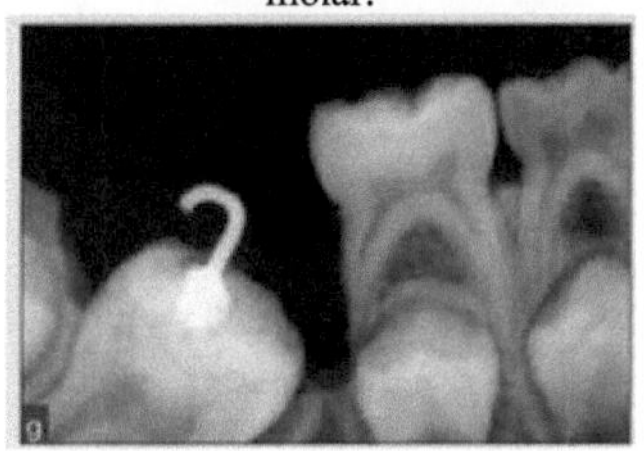

g. O acessório colado à face vestibular do molar impactado perto da superfície oclusal.

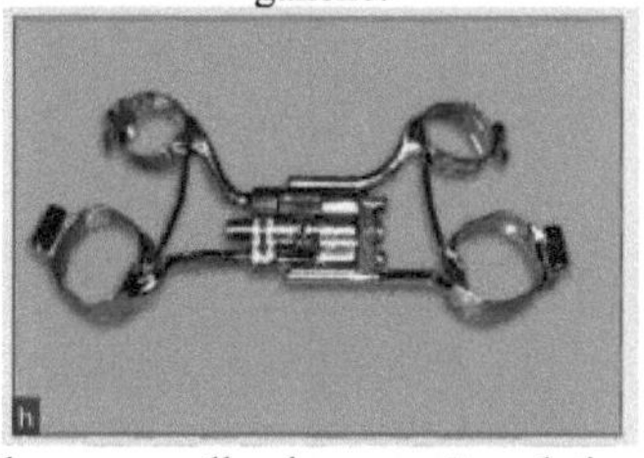

h. um aparelho de expansão palatina cimentado nos primeiros molares permanentes e primários superiores.

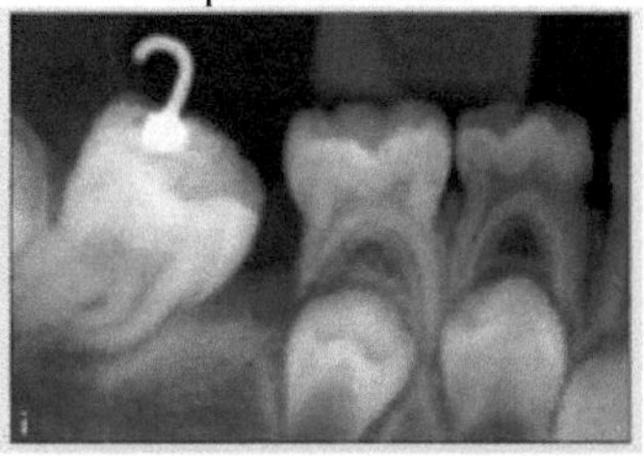

i, j. Uma força elástica que se estende do primeiro molar superior direito até ao gancho no primeiro molar inferior ajudou a erupcionar o dente impactado em 2 meses.

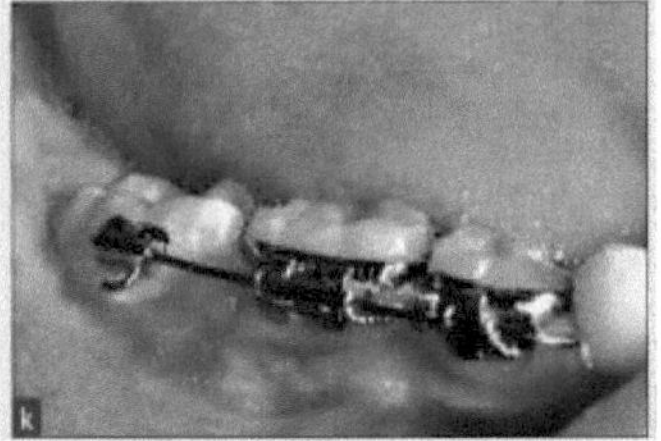

k. Arco segmentar utilizado.

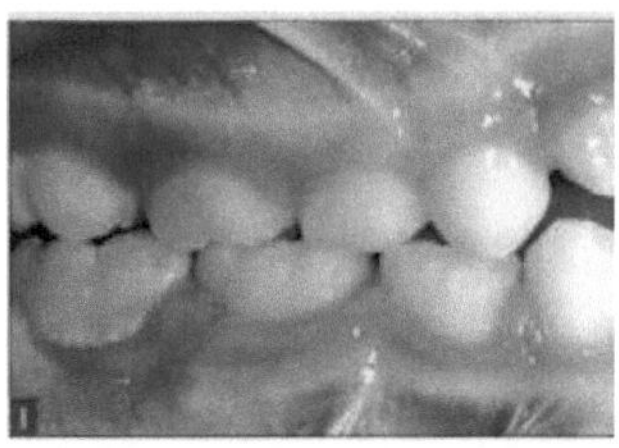

l. Após a remoção do aparelho

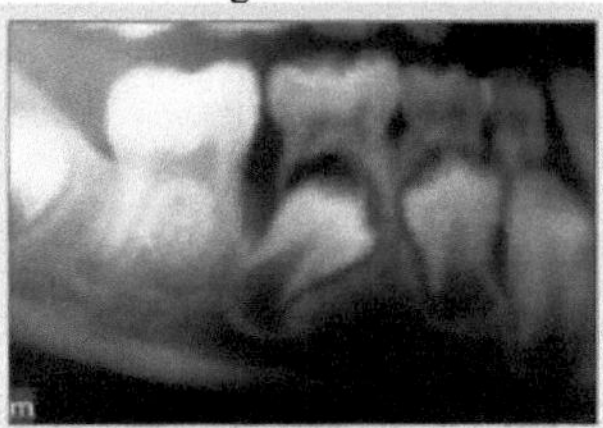

m. Uma radiografia efectuada imediatamente após a remoção do aparelho

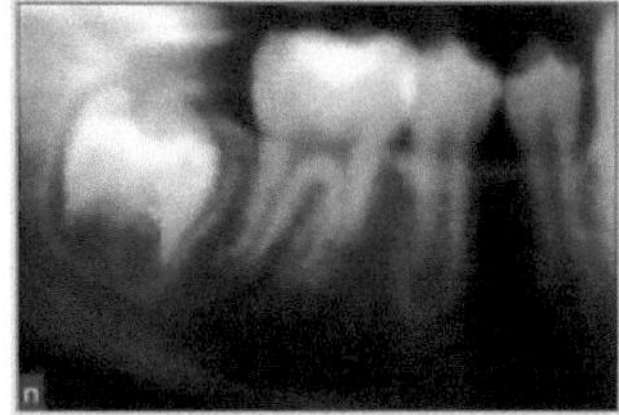

n. Uma radiografia panorâmica efectuada 2 anos mais tarde

**Fig. 19: Exposição e erupção do primeiro molar inferior impactado**

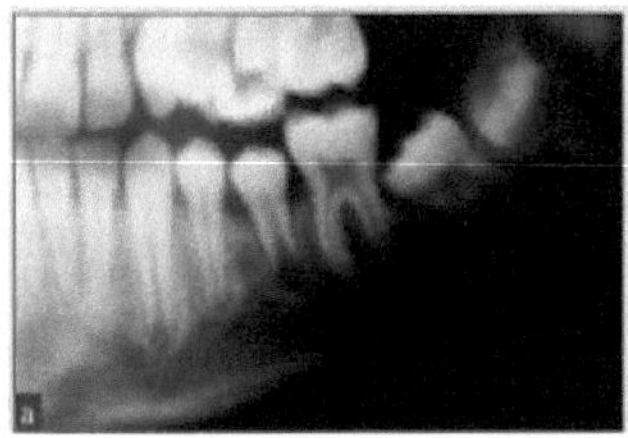

a. Radiografia panorâmica

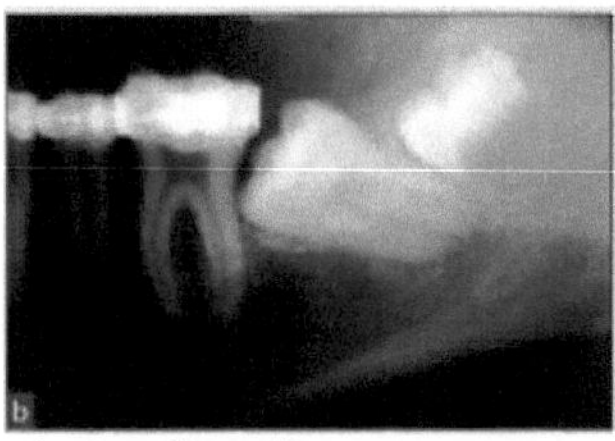

b. A radiografia mostrou que o segundo molar tinha inclinado mesialmente durante o desenvolvimento da raiz e era incapaz de erupcionar.

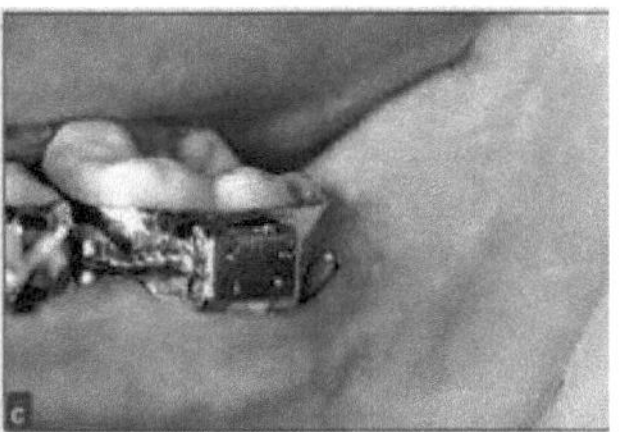

c. A fotografia intra-oral que mostra a coroa do dente não era visível.

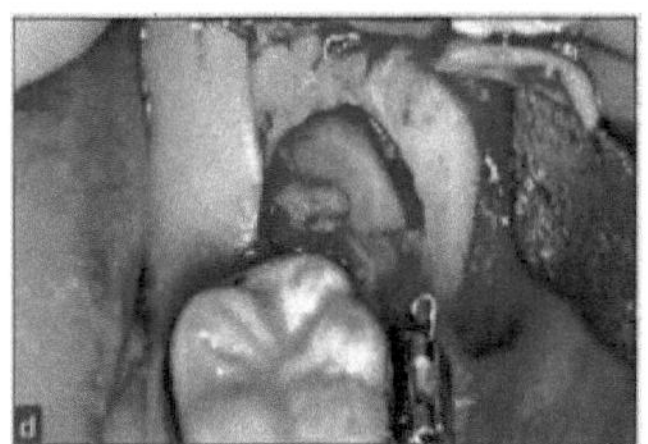

d. É feita uma incisão médio-crestal e os retalhos de espessura total são reflectidos.

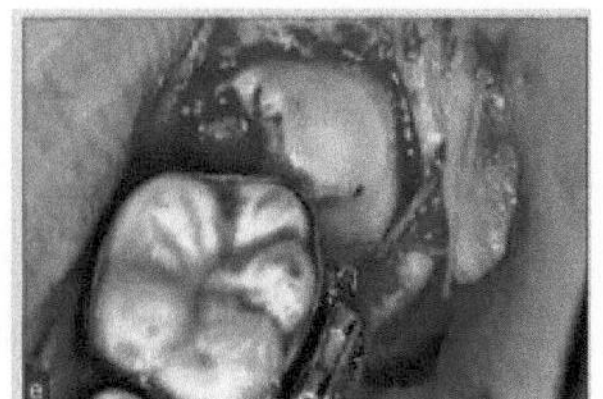

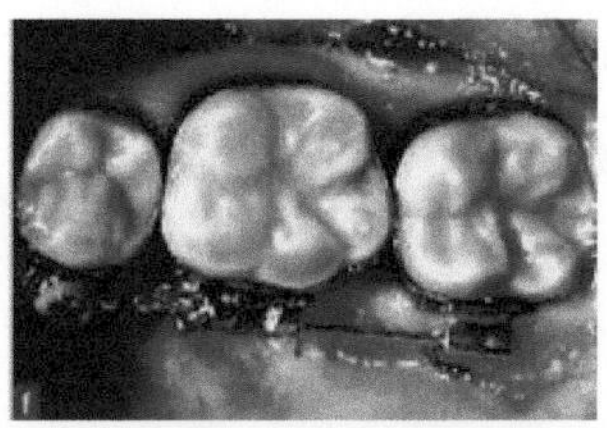

e. Remoção óssea efectuada para expor todo o aspeto vestibular da coroa, e o retalho vestibular posicionado apicalmente de modo a que a coroa permaneça descoberta.

f. Foi cimentada uma banda na coroa para completar o processo de verticalização.

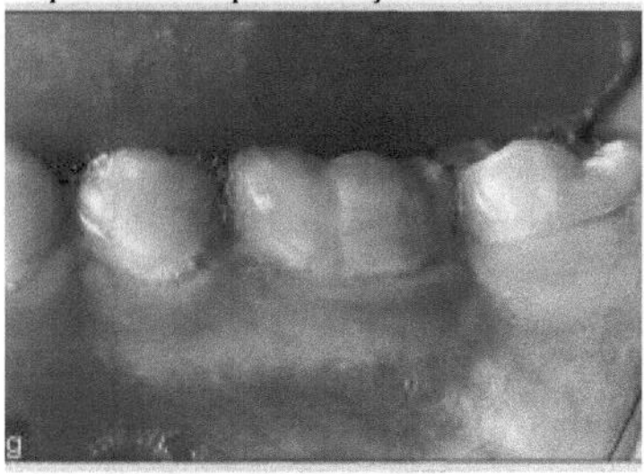

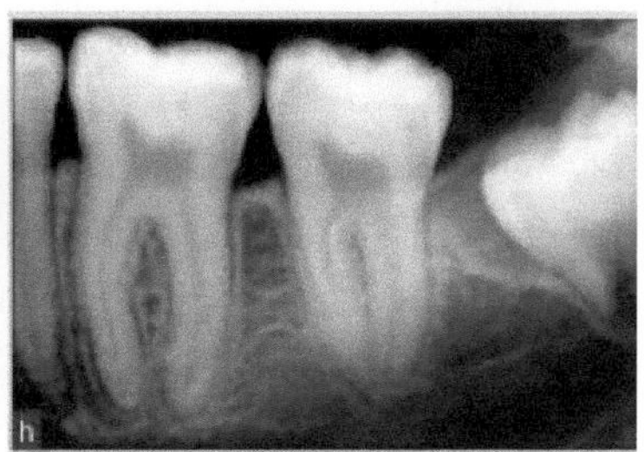

g. Após a remoção do aparelho.

h. A radiografia periapical efectuada após o tratamento ortodôntico.

**Fig. 20: Segundo molar inferior esquerdo impactado**

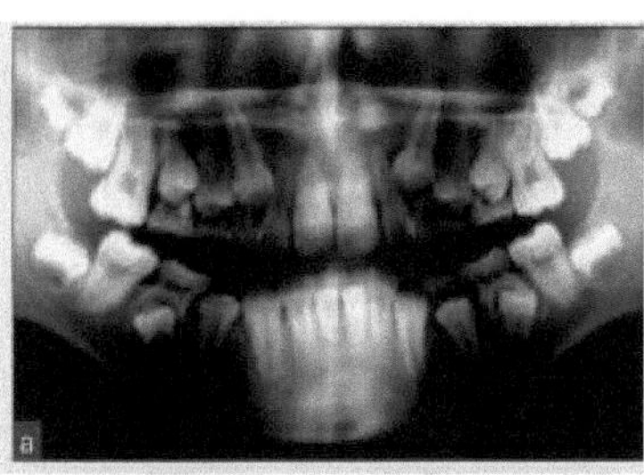

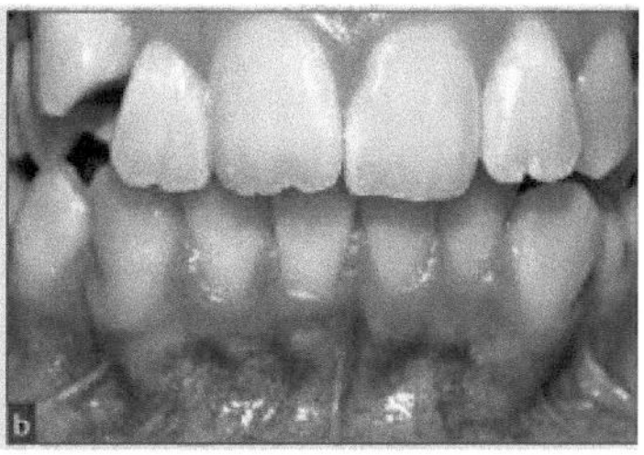

a. A radiografia panorâmica mostra segundos pré-molares inferiores posicionados ectopicamente e terceiros molares inferiores ausentes congenitamente.

b. As fotografias intra-orais.

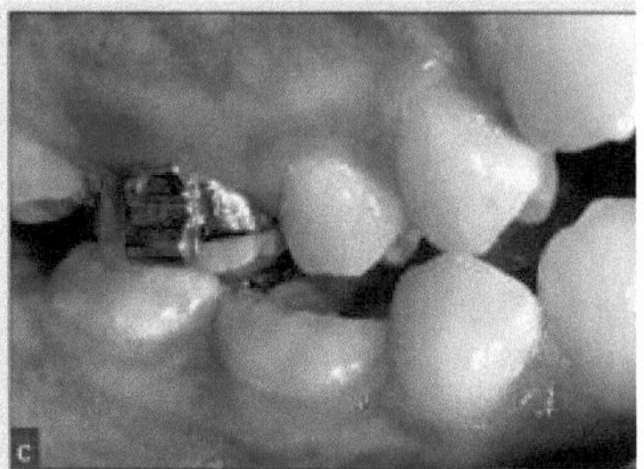 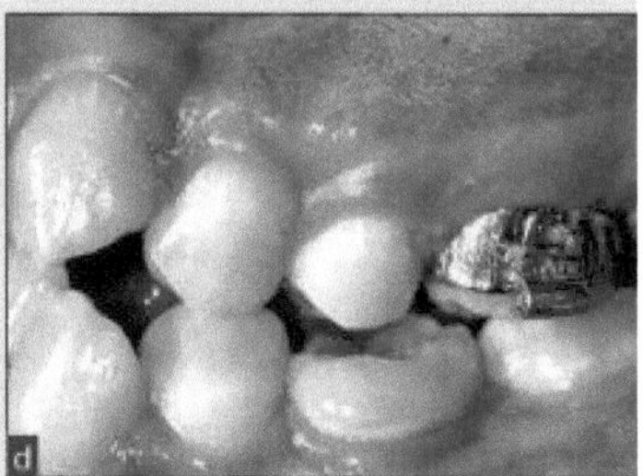

c, d. Os retalhos vestibular e lingual permaneceram retraídos, e o osso foi extraído da superfície oclusal dos molares. O retalho foi posicionado apicalmente com suturas reabsorvíveis, e um curativo foi colocado.

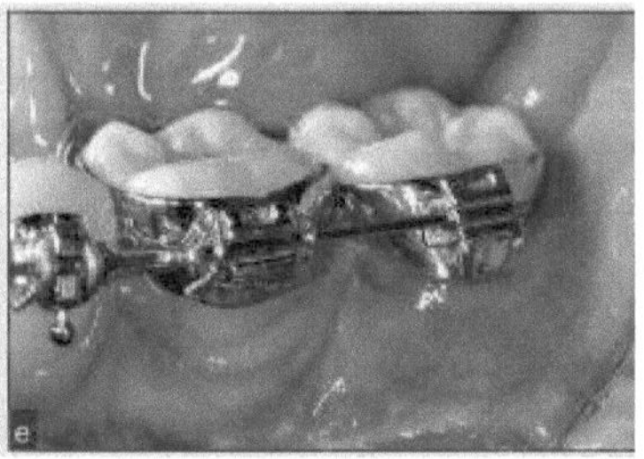 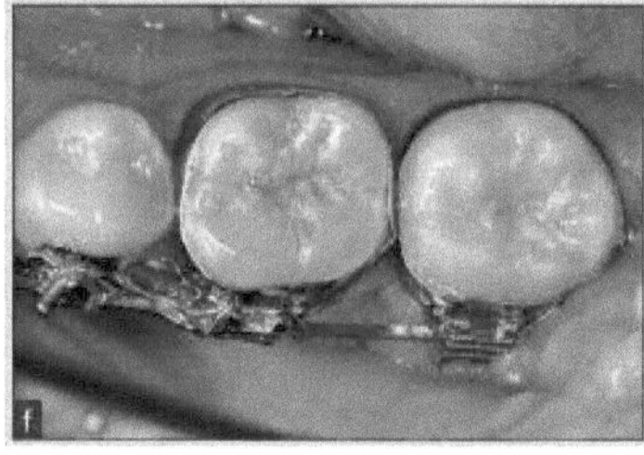

e, f. Um mês mais tarde, os segundos molares foram ligados e trazidos para a arcada.

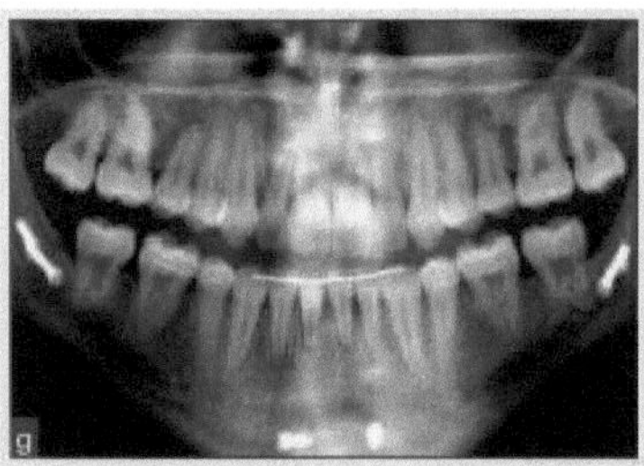 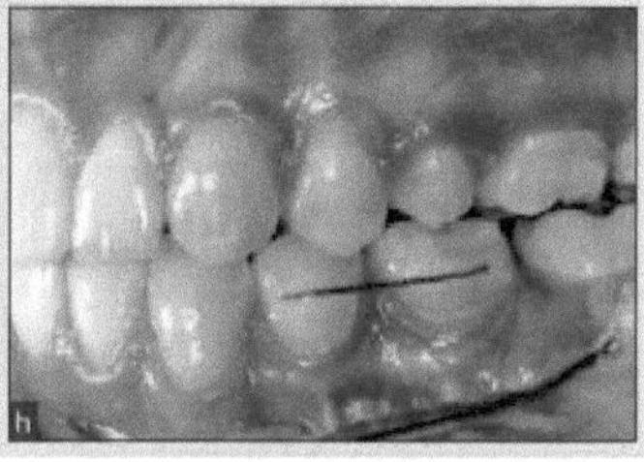

g. A radiografia pós-tratamento mostra as placas cirúrgicas utilizadas para fixar a mandíbula e o retentor lingual fixo.

h. As fotografias pós-tratamento mostram um overjet e sobremordida normais e relações de caninos de Classe I e molares de Classe III.

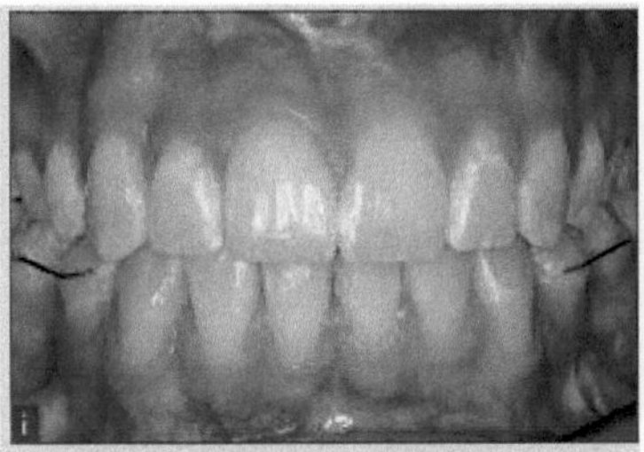

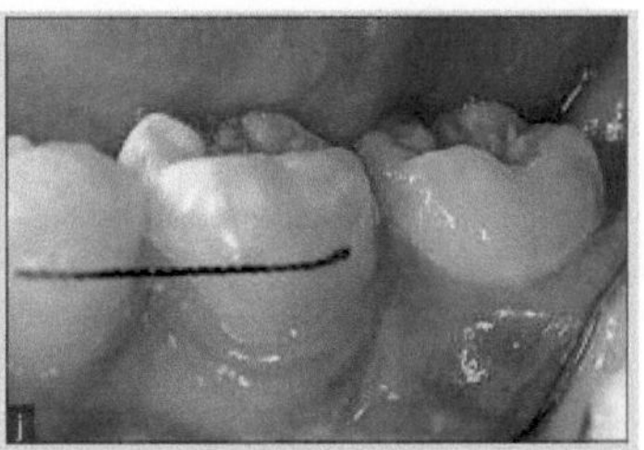

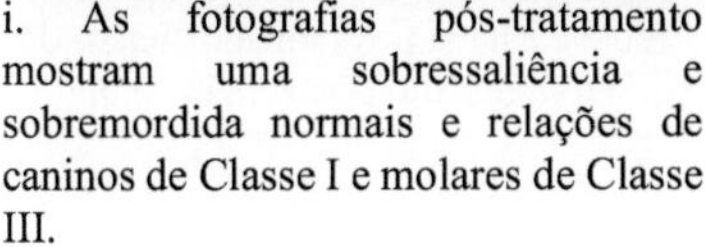

i. As fotografias pós-tratamento mostram uma sobressaliência e sobremordida normais e relações de caninos de Classe I e molares de Classe III.

j. Foram colados fios espirais torcidos nas superfícies vestibulares dos primeiros pré-molares e primeiros molares para evitar a reabertura dos espaços de extração.

**Fig. 21: Exposição e erupção do segundo molar inferior impactado**

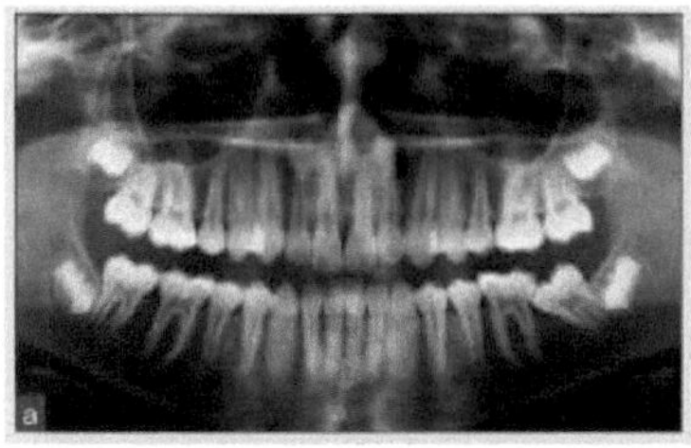 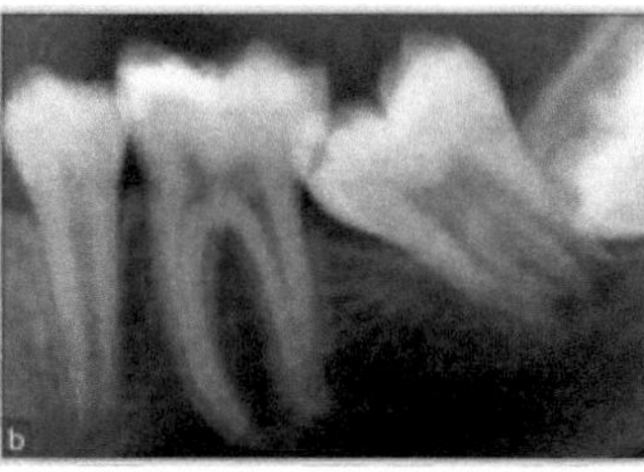

a. Segundo molar inferior esquerdo em falta.

b. O dente estava inclinado para a frente e estava posicionado abaixo do ponto mais alto do primeiro molar.

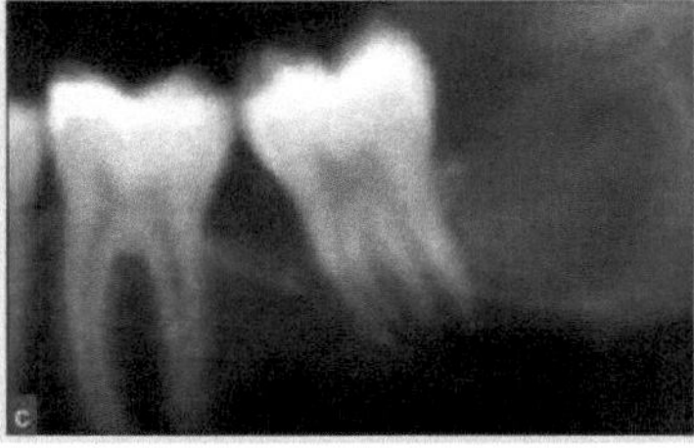 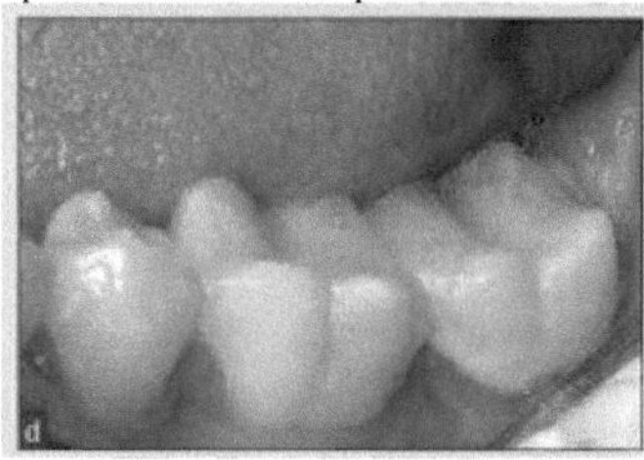

c. O dente foi verticalizado cirurgicamente e o terceiro molar foi extraído ao mesmo tempo.

d. A fotografia intra-oral mostra que o segundo molar manteve a sua posição correta em relação ao primeiro molar adjacente.

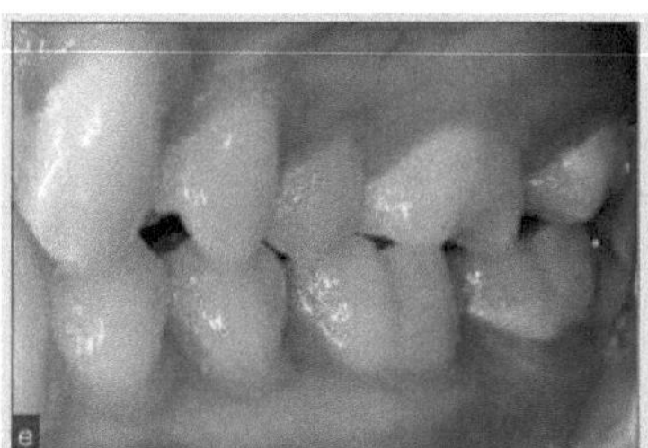

e, f. Fotografia e radiografia de acompanhamento a cinco anos

**Fig. 22: Retificação cirúrgica do segundo molar inferior esquerdo impactado**

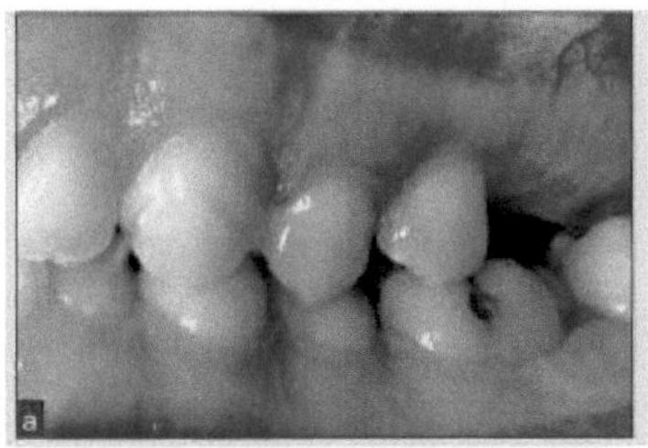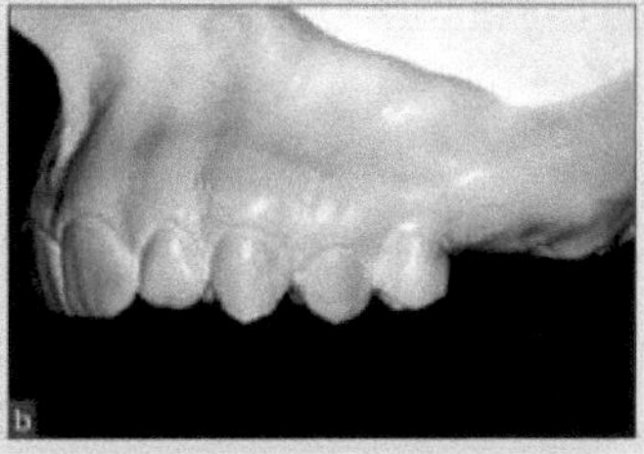

a, b. Primeiro e segundo molares superiores esquerdos impactados.

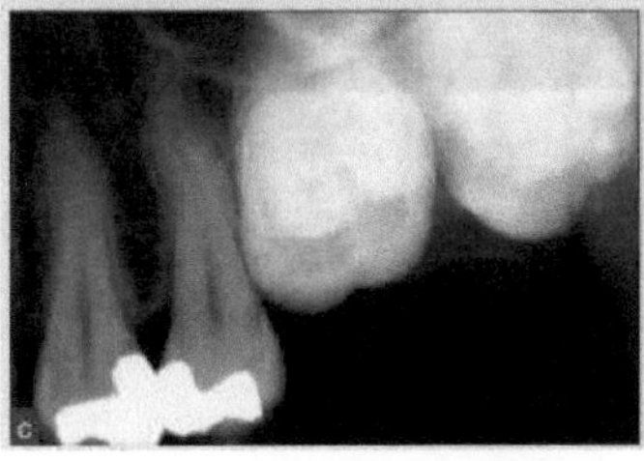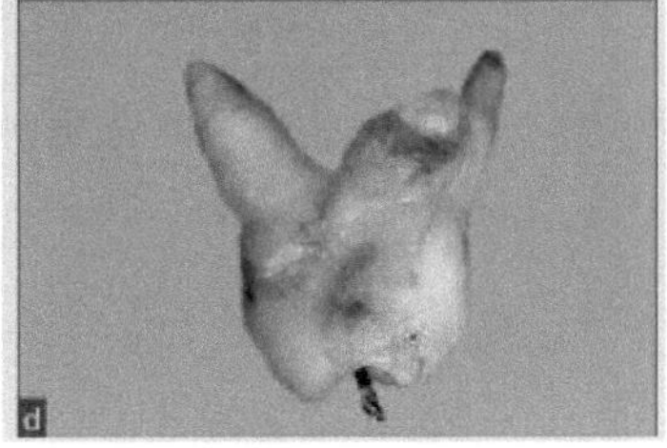

c. Vista periapical intra-oral

d. Por conseguinte, o segundo molar foi extraído.

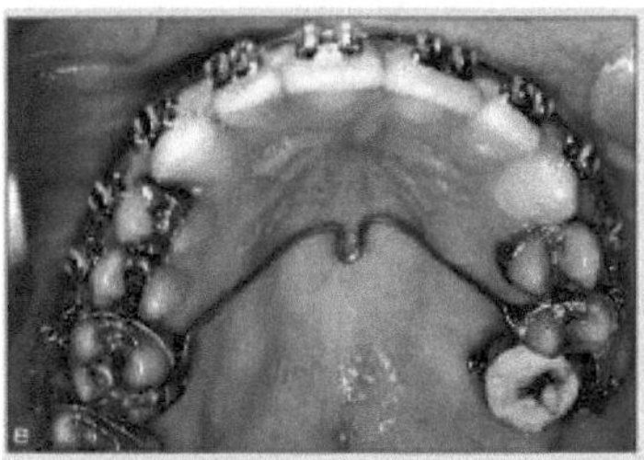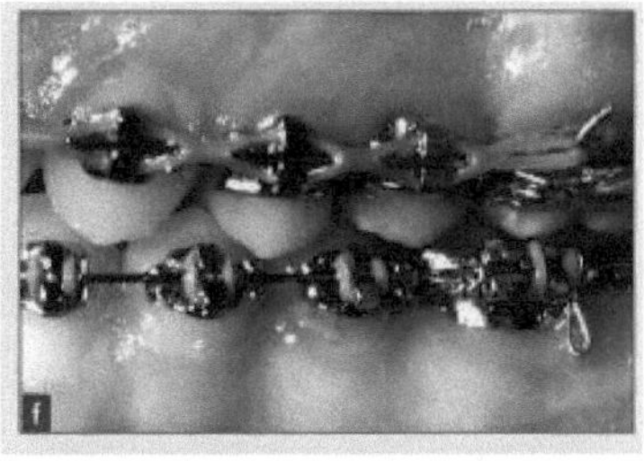

e. O primeiro molar luxou e foi construída uma arcada palatina.

f. Um fio flexível utilizado para fazer a erupção do primeiro molar em oclusão.

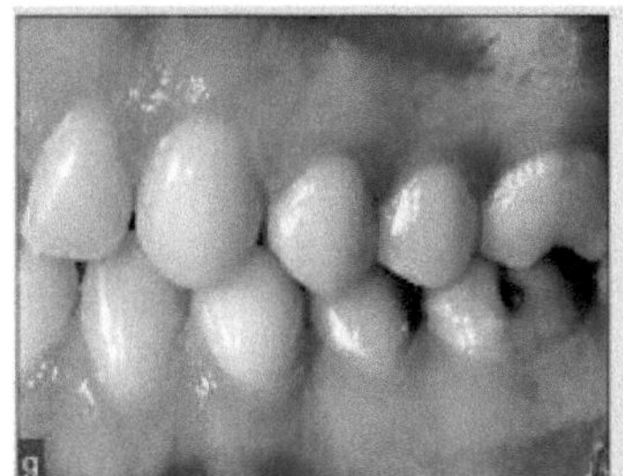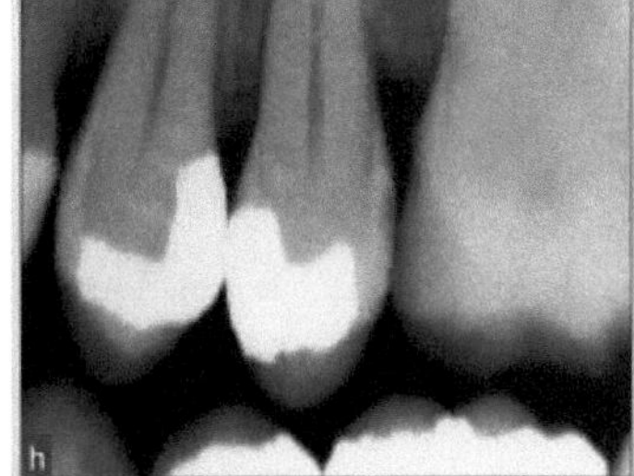

g, h. Fotografia intra-oral e radiografia tirada 4 anos após o tratamento ortodôntico.

**Fig. 23: Primeiro e segundo molar maxilar esquerdo impactados**

Os dentes impactados, ausentes ou com morfologia alterada são conhecidos como terceiros molares. De acordo com os desenvolvimentos da antropologia dentária, ao longo dos últimos 1,0 milhão de anos, ocorreu uma redução gradual da quantidade de dentes e das dimensões dos maxilares ao longo do tempo devido à evolução. Os quartos molares, terceiros pré-molares e terceiros incisivos já desapareceram. A atual prevalência de agenesia nos terceiros molares humanos implica que estes dentes se vão tornar menos populares. Muitas pessoas acreditam firmemente que manter os terceiros molares assintomáticos no lugar pode eventualmente ser benéfico como um transplante ou como um substituto para dentes severamente deteriorados, apesar do conselho de alguns médicos para remover os terceiros molares o mais rápido possível.[94]

**Desenvolvimento e Erupção:**

O tempo de desenvolvimento, calcificação e erupção dos terceiros molares é muito variável. A fase de formação máxima, que pode começar a partir dos 5 anos de idade ou até aos 16 anos, dura 8 ou 9 anos. Nalgumas crianças, a calcificação pode começar logo aos 7 anos, enquanto noutras pode começar já aos 16 anos. Entre os 12 e os 18 anos de idade, a formação do esmalte completa-se habitualmente, e entre os 18 e os 25 anos de idade, a formação da raiz completa-se normalmente. De acordo com Hellman, a idade média de erupção era de 20,5 anos. A pesquisa de Fanning em 1962 revelou que a idade média de erupção para as mulheres era de 19,8 anos, enquanto que para os homens era de 20,4 anos. Enquanto a formação precoce do terceiro molar é tipicamente considerada como indicativa de maturação precoce, a erupção precoce não é necessariamente prevista. De acordo com a maioria das sondagens, mais de 17% dos terceiros molares inferiores apresentam problemas.[94]

Durante a calcificação precoce, os terceiros molares inferiores têm frequentemente superfícies oclusais inclinadas para a língua e ligeiramente inclinadas para a frente. Os terceiros molares tornam-se mais verticalizados à medida que a mandíbula se alonga, devido à reabsorção óssea no ângulo interno entre o corpo e o ramo ascendente da mandíbula.

Os terceiros molares superiores, por outro lado, irrompem para baixo, para trás e frequentemente para fora. Por conseguinte, existe a possibilidade de mordida cruzada, embora esta possa ser frequentemente evitada através da aplicação de pressão com a língua nas coroas inferiores e com o bucinador nas coroas superiores. As mordidas cruzadas podem ocorrer se as rotas eruptivas regulares não puderem ser seguidas devido a uma falta de espaço.[94,95]

**Vias de erupção dos terceiros molares:**

Richardson[96] utilizou modelos e quatro radiografias cefalométricas (incluindo 90 graus lateral esquerdo, postero-anterior reto, e 60 graus lateral esquerdo e direito) para investigar a progressão dos terceiros molares inferiores ao longo do período dos 10 aos 15 anos de idade. Observou-se um ângulo de 41 graus entre o plano mandibular e a superfície oclusal dos terceiros molares inferiores. Em média, aos quinze anos de idade, este ângulo tinha diminuído onze graus.

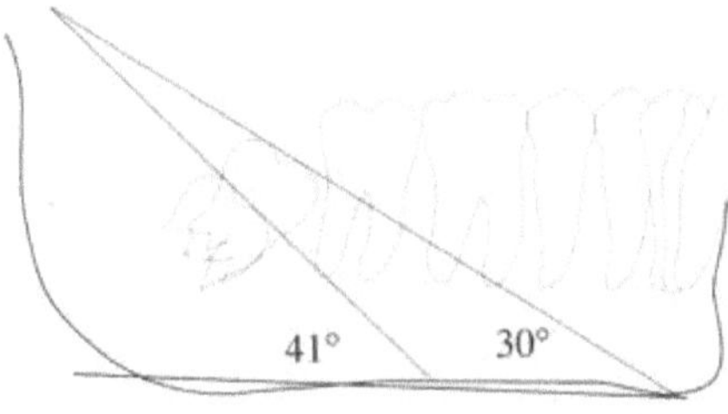


**Fig. 24: Identificação do prognóstico do terceiro molar impactado.**

127

Para que o terceiro molar inferior possa emergir corretamente, o dente deve migrar oclusalmente para um espaço amplo e continuar a reduzir o seu ângulo em relação ao plano mandibular.

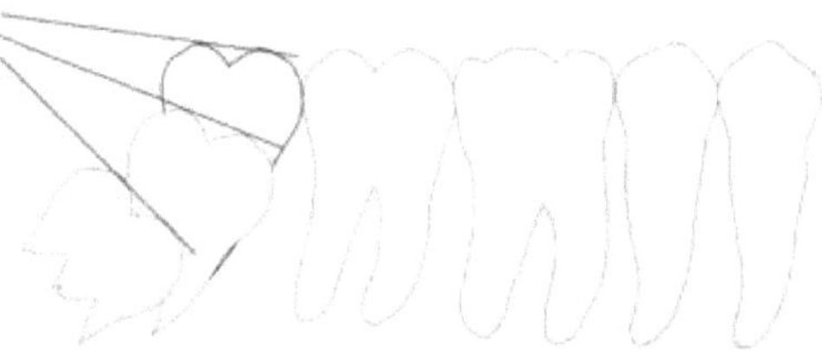

**Fig. 25: Terceiro molar impactado em diferentes alturas de partícula**

J. B. Fayad et al.[97] encontraram uma ligação entre a erupção dos terceiros molares e a inclinação sagital associada ao molar superior, utilizando imagens de TAC. A investigação revelou que os indivíduos com terceiros molares superiores erupcionados apresentavam uma maior inclinação sagital entre o primeiro e o segundo molares superiores, em comparação com os indivíduos com terceiros molares impactados, particularmente entre os participantes mais jovens. Os investigadores chegaram à conclusão de que a erupção do terceiro molar a seguir ao primeiro molar superior pode ser antecipada com base na sua localização vertical no plano sagital. Além disso, a inclinação sagital dos molares superiores aumenta com a idade, talvez como resultado da deriva mesial.

Kahl et al. (1998)[98] examinaram ortopantomografias de 58 pessoas que tinham sido submetidas a tratamento ortodôntico e tinham terceiros molares impactados assintomáticos. Durante um período de observação de 15 anos, verificou-se que alguns molares inferiores e superiores tinham rodado para uma posição vertical, enquanto outros apresentavam um aumento da mesio ou da disto-angulação. Foi demonstrado que a idade, a duração da impactação, o grau de insuficiência de espaço, a fase de desenvolvimento, a taxa de erupção e os problemas ósseos não tinham qualquer significado prognóstico.

**Avaliação do espaço para os terceiros molares:**

Richard Olive et al.[99] realizaram um estudo em crânios humanos secos para investigar a fiabilidade das medições de um rácio de largura de espaço. Este rácio representa a quantidade de espaço entre o segundo molar inferior e o ramo, dividido pela largura mesiodistal do terceiro molar inferior. Os investigadores examinaram a reprodutibilidade destas medições utilizando várias técnicas de imagem, incluindo cefalogramas laterais, tomogramas rotacionais (OPG), bitewings intra-orais e 60 cefalogramas.

Foi criada uma forma de "T" desenhando uma linha que passa pelos pontos das cúspides superior, anterior e posterior dos dentes na área entre o primeiro pré-molar e o segundo molar na parte exterior da boca. Esta linha foi utilizada para fazer um molde em acetato de celulose.

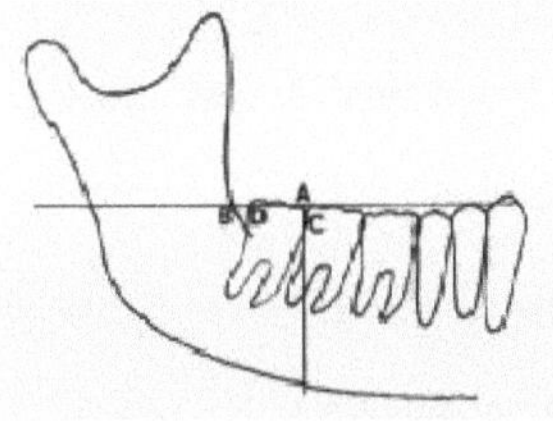

**Fig 26: Estimativa do rácio de largura do espaço na folha de acetato de celulose.**

A radiografia foi posicionada com o gabarito, alinhando a parte vertical com a parte mais distante da coroa do segundo molar e a parte horizontal do gabarito em forma de T assente no plano oclusal. Os dados digitalizados permitiram o cálculo dos seguintes parâmetros: disponibilidade de espaço (AB), rácio da largura do espaço (AB/CD) e largura mesiodistal do terceiro molar inferior (CD). Uma elevada probabilidade de impactação é indicada por um rácio inferior a 120%. Com base na repetibilidade da técnica de radiografia e na fiabilidade dos resultados, o tomograma rotativo, o bitewing intra-oral e um cefalograma rotativo de sessenta graus superaram o cefalograma lateral na determinação do rácio da largura do espaço.

Os resultados indicaram que encontrar pontos de referência num cefalograma lateral pode ser um desafio. A identificação do bordo frontal do maxilar numa imagem de raio-X de vista lateral, conhecida como cefalograma lateral, pode ser difícil, conduzindo a resultados menos consistentes. Foi demonstrado que o método do cefalograma lateral, por si só, não tem o mesmo nível de fiabilidade que os outros métodos. As estimativas mais precisas do rácio da largura do espaço foram obtidas a partir dos tomogramas rotativos. As melhores estimativas seguintes foram obtidas usando bitewings intra-orais.

Três parâmetros esqueléticos foram descobertos por Bjork e colegas como tendo um impacto independente na impactação dos terceiros molares.[100]

- O ângulo da base mandibular é uma medida da orientação vertical do desenvolvimento condilar.
- A extensão do prognatismo alveolar no maxilar inferior influencia a erupção posterior dos dentes mandibulares.
- O termo "comprimento mandibular reduzido" refere-se à medida entre a ponta do queixo e a cabeça do côndilo.

Capelli[101] avaliou um total de sessenta indivíduos que foram submetidos a extracções dos seus quatro primeiros pré-molares. Os achados dos telerradiografias pré-tratamento e pós-tratamento revelaram que os pacientes com desenvolvimento mandibular vertical pré-tratamento apresentaram maior prevalência de impactações dos terceiros molares. A presença de um longo ramo ascendente, comprimento mandibular moderado e aumento da inclinação mesial da coroa dos dentes sugere a ocorrência de impactação dos terceiros molares.

**Categorias de impactação:**

Richardson[96,101] propôs a existência de cinco tipos distintos de impacções.

Quadro 8: Categorias de impactação

| | |
|---|---|
| **Tipo A**: O dente pode ficar mais verticalizado e menos inclinado em relação ao plano mandibular, imitando o padrão de um terceiro molar ideal, mas essa verticalização pode não ser suficiente para permitir a erupção completa. | 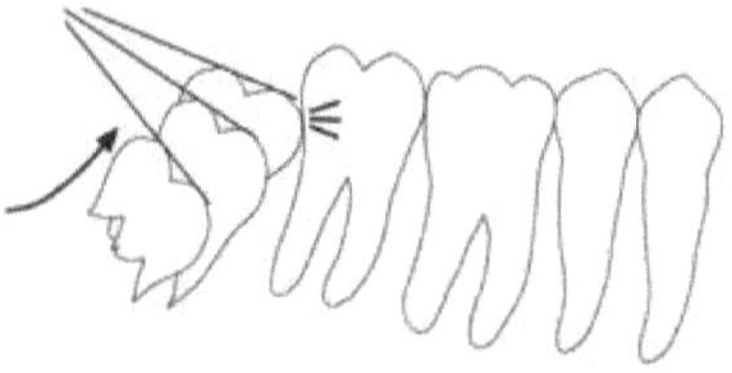 |
| **Tipo B**: A posição angular de desenvolvimento em relação ao plano mandibular pode permanecer inalterada. | 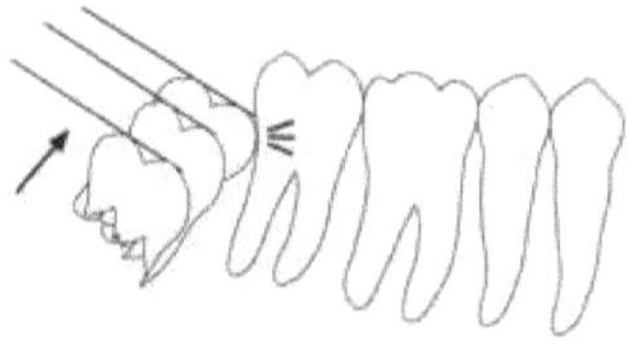 |

| | |
|---|---|
| **Tipo C**: o dente pode se desenvolver mais inclinado mesialmente e angular mais próximo ao plano mandibular. Atualmente, não é possível prever com precisão quais os dentes que irão apresentar este padrão indesejável, que pode ocasionalmente ser unilateral e resultar em impactação horizontal. | |
| **Tipo D**: O dente apresenta alterações positivas de angulação, mas não consegue irromper por falta de espaço. São os chamados impactos verticais. | |
| **Tipo E:** O dente pode apresentar impactação disto angular se continuar a angular para além da posição oclusal óptima. | |

## MECANISMO DE ERUPÇÃO E IMPACTAÇÃO:

As diferenças na atividade eruptiva dos terceiros molares inferiores podem ser explicadas pelo alongamento diferencial das raízes. Richardson[96] apresentou uma explicação teórica para a ocorrência de movimento rotacional favorável ou desfavorável.

Nos casos em que a raiz mesial se desenvolveu antes da superfície distal da coroa e da raiz, observou-se uma alteração vantajosa no ângulo, resultando numa postura mais vertical. Na disposição normal das raízes, observou-se uma raiz mesial um pouco mais longa do que a raiz distal e enrolada na direção distal.

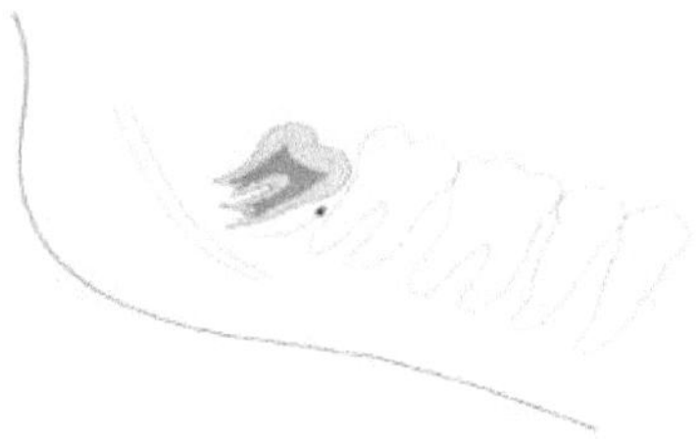

**Fig. 27: Angulação de dentes impactados**

Parece que neste ponto a raiz distal atingiu um comprimento comparável e subsequentemente excedeu o comprimento da raiz mesial, ocorrendo uma inclinação mesial desfavorável, resultando em impactação horizontal. Nesses dentes, foi observada uma curvatura mesial na raiz distal.

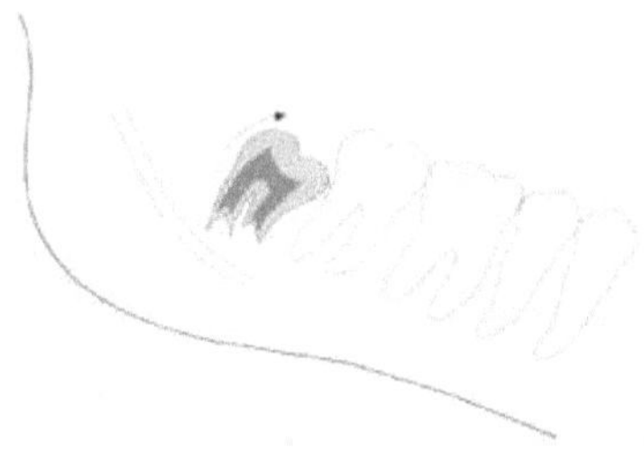

**Fig. 28: Inclinação do terceiro molar que leva à erupção horizontal**

**FACTORES QUE INFLUENCIAM A DISPONIBILIDADE DE ESPAÇO:**

**Crescimento:**

Quanto maior for a distância entre o bordo anterior do maxilar e o segundo molar, de acordo com a medição de Bjork et al, maior é a probabilidade de erupção. Richardson descobriu que, entre as idades de 10 e 15 anos, houve um aumento médio de 11,4 mm.[102]

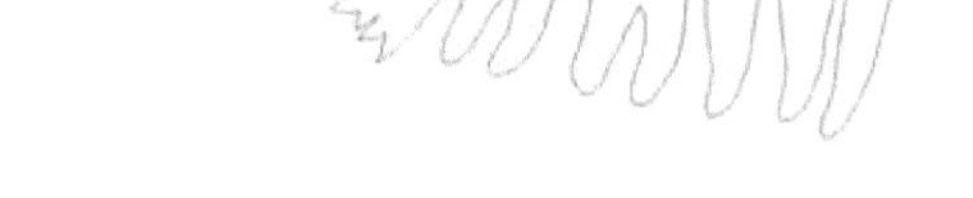

**Fig. 29: Estimativa do prognóstico do terceiro molar impactado**

**Reabsorção óssea:**

Richardson[96, 101, 103] investigou a formação de espaço para os terceiros molares em 51 indivíduos em 1987. Ela descobriu que o movimento dos dentes em direção ao centro e a remodelação do osso na linha frontal da mandíbula levaram à criação de mais espaço. A remodelação óssea acrescentou, em média, 2 mm de espaço posterior.

**ESPAÇO LIBERTADO POR ATRITO:**

Os terceiros molares irrompem para preencher o espaço deixado por um atrito significativo nas chamadas dentições primitivas; Begg acreditava que, na ausência desse atrito, o consumo de refeições altamente processadas era um fator significativo que contribuía para a ocorrência da impactação dos terceiros molares. No entanto, outros especialistas, como Profitt, levantaram dúvidas sobre essa hipótese. A cárie interproximal prematura e generalizada também pode levar à diminuição do tamanho dos dentes erupcionados, induzindo o desaparecimento das conexões proximais.

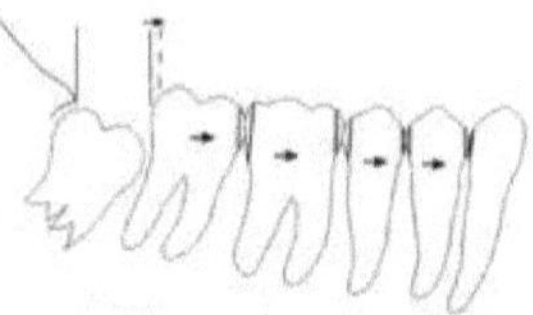

**Fig. 30: Espaço libertado por atrito**

EXTRACÇÃO **DO SEGUNDO MOLAR**:

Após a remoção dos segundos dentes inferiores, Richardson ME e Richardson A[103] examinaram 63 indivíduos e verificaram que, em média, cada um dos terceiros molares inferiores emergiu corretamente após cerca de 5,8 anos de acompanhamento. A duração da erupção variou muito, de três a dez anos, e Richardson afirmou que é impossível prever o tempo que uma erupção levará.

De acordo com Bonham Magness[104] , o padrão de erupção dos terceiros molares superiores é significativamente mais previsível do que o dos terceiros molares inferiores. Em certas situações, ele recomendou a extração dos segundos molares superiores para ajudar a posicionar o primeiro molar e criar espaço para os terceiros molares superiores.

Tae-Woo Kim et al.[105] confirmaram os achados de Faubion e Kaplan, que demonstraram que a impactação dos terceiros molares inferiores foi cerca de duas vezes mais comum em indivíduos que não foram submetidos à extração do que naqueles que foram. A extração dos pré-molares pode levar ao aumento do movimento dos molares superiores e inferiores para a frente da boca, bem como à criação de mais espaço para a erupção dos terceiros molares. Estudos de crescimento cefalométrico

135

propõem duas causas primárias para o desenvolvimento do gap retromolar na mandíbula: reabsorção na borda anterior do ramo ascendente e movimento para frente dos dentes posteriores durante a fase funcional da erupção dentária. Aproximadamente 60% dos indivíduos da pesquisa experimentaram a erupção do terceiro molar inferior quando a distância entre a distal do segundo molar inferior e o ponto Xi de Ricketts era de 23 mm ou menos no final do tratamento ativo. Depois de atingir a idade de 15 anos, o espaço retromolar em adultos pode aumentar em cerca de 2 mm. Além disso, mostraram que 60% dos indivíduos tinham erupção quando havia um espaço de 5 mm entre o bordo anterior do maxilar e a parte posterior do segundo molar. Estes resultados sugerem que o tamanho da área associada a um risco elevado de impactação do terceiro molar pode ser menor do que se pensava anteriormente, contradizendo as hipóteses convencionais.

**REPOSICIONAMENTO DE MOLARES IMPACTADOS:**

Em algumas situações, manter os terceiros molares no lugar pode ser benéfico. Os investigadores sugerem que os terceiros molares têm o potencial de servir como pilares protéticos ou substitutos se os primeiros e segundos molares forem perdidos. Além disso, é possível efetuar transplantes de terceiros molares. Richardson utilizou um método de passo único para tratar impactos mesio-angulares superficiais. Quando existe esmalte suficiente, é muitas vezes possível fixar um tubo de segundo molar no lado exterior de um terceiro molar inferior que só emergiu parcialmente.[105,106]

Se os outros dentes já tiverem sido submetidos ao processo de colagem e bracketing, o dente em questão pode ser incluído no plano de tratamento completo. Se a doença não estiver totalmente ligada, é possível utilizar apenas o segundo ou primeiro molar inferior, com o apoio de uma arcada lingual.

Nas impacções mesio-angulares profundas é utilizado um procedimento em duas fases. No caso de a colagem à superfície vestibular não ser viável, é empregue um método alternativo, que pode ser adiado até o paciente ter entre 18 e 19 anos de idade, dando tempo ao dente para se realinhar.

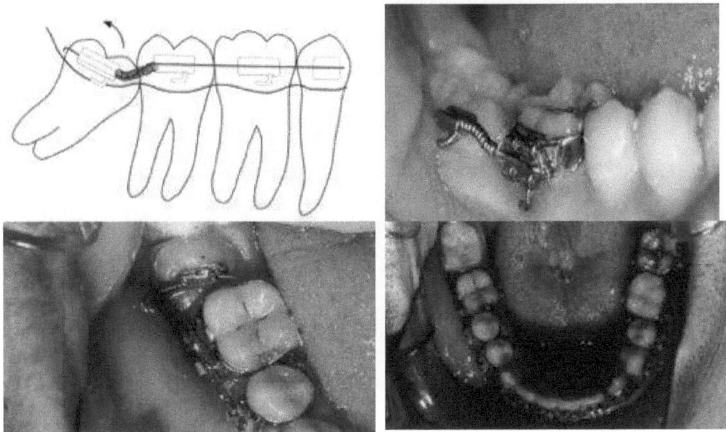

**Fig. 31: Colocação do terceiro molar em posição vertical utilizando uma mola helicoidal aberta.**

A fixação de um tubo do segundo molar à superfície oclusal do terceiro molar inferior é o passo inicial do processo. O gancho é retirado do tubo antes da colagem. O objetivo da utilização de bandas e brackets para os primeiros molares é rodear a parte inferior dos primeiros molares e ligá-los a um arco lingual.

A coroa dos molares impactados recebe uma força de distalização e verticalização através de um pequeno fio seccional equipado com uma mola helicoidal comprimida. Este procedimento geralmente permite alguma verticalização antes de colar um tubo vestibularmente para a segunda fase.

Ike Slodov et al. apresentaram um procedimento de verticalização ortodôntica semelhante ao dispositivo "Sling Shot" desenvolvido por Moyers e Profitt.[106] A manipulação ortodôntica é possível com o simples uso de técnicas ligadas a procedimentos cirúrgicos modificados relacionados à impactação, que permitem a exposição de terceiros molares parciais e não irrompidos.

Uma presilha é cimentada no centro do rebordo marginal mesial após a exposição cirúrgica. O componente de fio do dispositivo é construído com fio de aço inoxidável de 0,032 polegadas e foi especificamente concebido para se adaptar confortavelmente à mucosa. O gancho mesial está localizado a 3 mm de distância da região distal do terceiro molar. O fio é fixado à superfície vestibular (ou lingual) que contém a banda utilizando métodos de soldadura convencionais. Os módulos elásticos são utilizados para ativar o aparelho após a sua fixação.

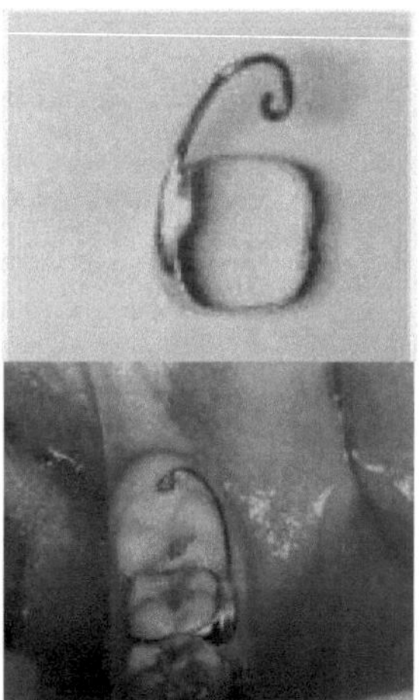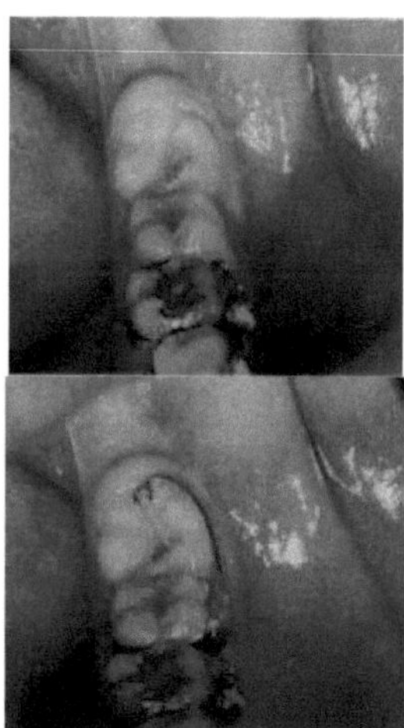

**Fig 32: Desimpactação com gancho.**

A posição dos dentes pode ser efetivamente ajustada movendo o braço distal do aparelho em direção à bochecha ou em direção à língua, de acordo com a direção de movimento desejada. Outra forma de variar é alterar a posição de ligação da presilha. Após a ativação, a maioria das pessoas ergue-se rapidamente e distaliza-se em três a seis meses. Não é necessário retificar a superfície oclusal. Os aparelhos são removidos, e os terceiros molares são fixados com bandas, alinhados e posicionados em relação aos dentes adjacentes depois de estarem numa postura ereta. Quando existe uma predisposição para uma mordida aberta, esta cirurgia deve ser efectuada com cuidado. A verticalização do molar não é recomendada se este não tiver um dente oposto, se estiver significativamente deformado ou se for invulgarmente grande ou pequeno.

De seguida, descrevem-se quatro vantagens:

- Simplicidade no processo de fabrico e manuseamento
- Intervenção médica rápida
- Ligeiro desconforto
- Não há pedidos de cooperação dos doentes.

Uma mola de chicote simples que é discreta, um pouco rápida de trabalhar, e tem uma duração de terapia de quatro a doze meses foi descrita por Orton e Jones[107]. É utilizada para desimpactar os molares terminais inferiores (LTM) que estão ligeiramente a severamente impactados mesialmente. Um tubo edgewise deve ser capaz de alcançar a coroa do LTM, idealmente numa banda. Inicialmente, uma banda parcialmente assentada na superfície mesial é apropriada; à medida que a correção avança, a banda pode ser totalmente assentada. Se o molar afetado não tiver emergido completamente, é necessário descobrir cirurgicamente a superfície distobucal antes de colocar um material de ligação.

Para a ranhura 0,022, a mola de chicote é construída com fio 0,018X 0,025, e para a ranhura 0,018, com fio 0,017X 0,022. Para evitar que o fio migre para trás e para permitir a sua ligação a um módulo elástico que mantém o fio no lugar dentro do tubo, foi posicionado um laço circular na parte da frente do tubo.

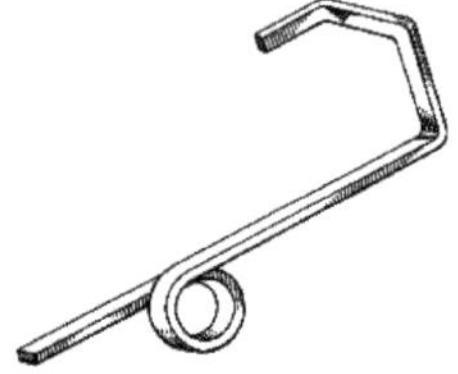

**Fig 33: Mola do chicote.**

Mesialmente, o fio emerge da ansa. O molar de ancoragem tem uma dobra vertical oclusal adjacente à sua fissura vestibular média. Para entrar no sulco médio-bucal e alcançar a superfície oclusal, o fio é dobrado lingualmente. Depois disso, é moldado distalmente para seguir a superfície oclusal. O dispositivo é ativado movendo o chicote para a superfície oclusal do molar de ancoragem.

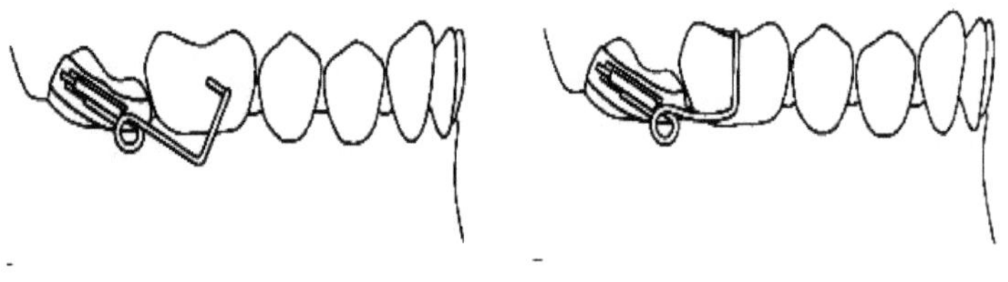

Estado passivo    Estado ativo

**Fig 34: Mola de chicote fixada.**

Para reativar a mola de chicote na boca, levante o fio longe da superfície oclusal utilizando um alicate de formação de laços Tweeds para aplicar uma ligeira pressão no braço da mola à volta do laço e da dobra vertical. Após o ajuste inicial de três a quatro semanas, as modificações de seis em seis semanas parecem ser suficientes. Recomenda-se uma correção adicional.

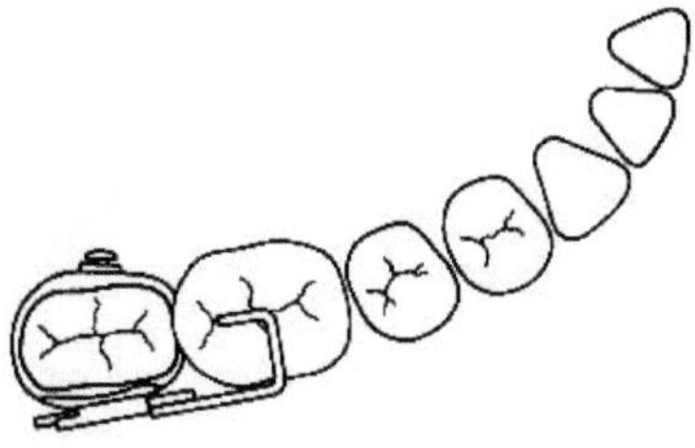

**Fig. 35: Vista oclusal da mola de chicote activada.**

O molar de ancoragem tende a intruir-se e o molar impactado extrui-se devido à força do chicote. Um novo chicote que se estende a outro dente de ancoragem pode ser construído se o molar de ancoragem tiver invadido demasiado.

Através de uma combinação de movimento da raiz mesial e inclinação da coroa distal, o par tende a desimpactar o terceiro molar inferior, fazendo com que as raízes dos molares fiquem paralelas.

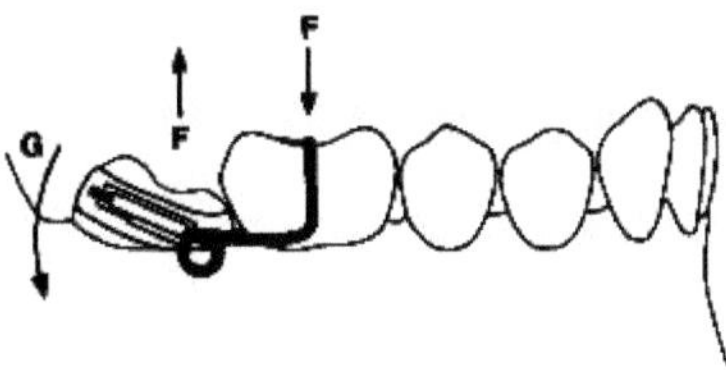

**Fig. 36: Mecânica aplicada.**

Um aparelho removível com um braço intrusivo deve ser utilizado para invadir o molar superior sobreerupcionado se este estiver a impedir o desenvolvimento vertical do terceiro molar inferior.

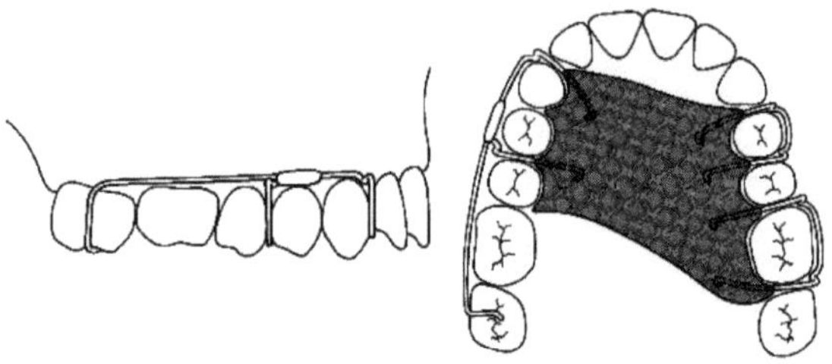

**Fig. 37: Intrusão do terceiro molar superior.**

**SUBSTITUIÇÃO DE TERCEIROS MOLARES POR SEGUNDOS MOLARES:**

A maturação na parte posterior da tuberosidade é necessária para gerar espaço para a erupção do primeiro, segundo e terceiro molares ao longo da maturação da maxila. Normalmente, o crescimento da maxila nessa região deve ser tanto voltado para frente quanto para baixo, a fim de criar espaço para a erupção de cada molar subsequente. Um desenvolvimento insuficiente nesta área conduzirá a uma erupção aberrante ou à ausência de erupção.

Em determinadas circunstâncias, os terceiros molares podem tomar o lugar dos segundos molares e aliviar alguns dos problemas relacionados com a área da tuberosidade maxilar, tal como referido por Malcolm R. Chipman[108].

Os seguintes são sinais de que o segundo molar superior deve ser extraído e substituído por terceiros molares:

1. Terceiros molares superiores de tamanho e forma razoáveis com potencial para um crescimento radicular saudável

2. Tuberosidades maxilares mínimas e constrangidas e o potencial de interferência na região posterior do maxilar com movimento distal.

3. Bucalmente, surgiram os segundos molares.

4. Restaurações grandes, dentes severamente descalcificados ou segundos molares cariados.

5. O alinhamento e a colocação destes terceiros molares superiores em relação à tuberosidade maxilar e aos segundos molares são vantajosos.

6. Os segundos molares inferiores estão numa posição melhor do que os terceiros molares superiores.

7. As vantagens de reduzir a sobrecarga das unidades de ancoragem.

Tanto as más oclusões de Classe I como de Classe II incluem a possibilidade de substituir o segundo dente maxilar.

1. Uma razão pela qual os substitutos não são adequados é se os terceiros molares superiores tiverem demasiada tuberosidade.

2. Os terceiros molares superiores são mais pequenos do que os segundos molares.

3. Angulação incorrecta relativamente à tuberosidade e ao segundo molar.

4. O potencial de envolvimento do seio maxilar com os terceiros molares.

5. Terceiros molares minúsculos e atípicos ou um sinal de que estão a formar-se raízes minúsculas.

O desenvolvimento do terceiro molar varia significativamente e isso, juntamente com o nível de desenvolvimento dentro da área da tuberosidade, afecta as decisões que devem ser tomadas se for necessário um movimento para trás do maxilar superior e se for necessário um terceiro molar para substituir o segundo molar. Por este motivo, a idade dentária - que é determinada pelo desenvolvimento dos componentes dentários - deve ser tida em conta em conjunto com a idade cronológica.

A forma da coroa do terceiro molar também é tida em conta. As raízes de tamanho normal não podem crescer em coroas pequenas com largura limitada no bordo cervical. Embora o desgaste oclusal seja muitas vezes necessário, só deve ser utilizado com moderação e não podem ser sugeridos dentes com coroas de forma invulgar e formações de cúspides irregulares.

Quando o terceiro molar desce durante a erupção após a extração do segundo molar, sofre um movimento de rotação ou de inclinação para a frente. A extensão desta rotação está diretamente relacionada com o ângulo em que o dente está posicionado. O centro de rotação está localizado no ápice da raiz, e uma maior angulação resulta num aumento da rotação. O momento de programar a extração do segundo molar é determinado principalmente pela rotação do dente e pelo seu percurso para baixo e para a frente durante a erupção. Idealmente, o terceiro molar inferior deve alinhar-se tanto com o primeiro dente superior como com o segundo molar inferior.

Numa má oclusão de Classe I, o terceiro molar deve ter descido para uma posição em que a superfície frontal do terceiro molar não irrompido está aproximadamente alinhada horizontalmente com a superfície posterior do segundo molar inferior, e a superfície de mastigação está aproximadamente nivelada com a linha central vertical da raiz do segundo molar. O terceiro molar cairá em seguida num arco para baixo e para a frente depois de o segundo molar ser extraído, rodando em contacto e oclusão simultaneamente. Pode ocorrer impactação ou contacto precoce se o terceiro molar for posicionado significativamente mais alto antes de ser atingida a oclusão. Se a erupção de um dente estiver a um nível inferior ao dos segundos molares, é provável que a oclusão ocorra antes do contacto com o primeiro molar. Isto pode resultar em contactos expostos e condições interproximais desfavoráveis. Nas más oclusões de Classe II, a coroa do terceiro molar superior está posicionada horizontalmente mais à frente do que o segundo molar inferior. Em situações de Classe II, quando o segundo molar tem de ser removido, a localização ideal para o terceiro molar é na proximidade da junção da raiz e da coroa do segundo molar. Um aspeto essencial é avaliar meticulosamente a inclinação dos terceiros molares superiores em relação ao plano oclusal e a sua relação com a tuberosidade. A angulação útil em relação ao plano oclusal situar-se-á entre 0 e $+30^0$ (ponta distal).

Utilizando radiografias para avaliar a posição final a partir de modelos de investigação, Orton-Gibbset et al. registaram o percurso de erupção dos terceiros molares superiores e inferiores após a remoção dos segundos molares. Mostraram que no Início da Terapia Ativa (SAT), o longo eixo da coroa do terceiro molar inferior tornou-se gradualmente mais vertical, começando num ângulo médio de $55^0$ e terminando ao nível do plano oclusal. [109,110]

Houve pouco movimento ascendente (média de 6 graus) dos terceiros molares inferiores durante o Início da Terapia Ativa (SAT) até ao Fim da Terapia Ativa (EAT). No entanto, os terceiros molares registaram uma média adicional de $13^0$ de verticalização depois disso. É digno de nota do ponto de vista clínico porque as radiografias EAT não são capazes de fornecer uma imagem precisa da provável angulação eventual dos terceiros molares inferiores. O EAT é responsável por cerca de metade do fechamento do espaço. Notavelmente, o fechamento do espaço é causado por uma grande translação horizontal em vez de uma inclinação mesial. O preditor mais significativo de um bom resultado não deve ser a angulação geral do dente. No entanto, é a conexão entre as coroas do primeiro e terceiro molares que é importante. Os resultados corroboram as conclusões de Richardson ME e Richardson A de que a angulação inicial do terceiro molar não é um bom indicador de como as coisas se desenrolariam em termos da posição do terceiro molar.[103]

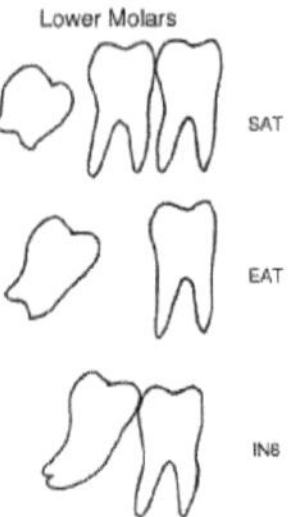

**Fig. 38: Angulação do terceiro molar (mandibular).**

Os terceiros molares superiores, em contraste com os terceiros molares inferiores, endireitam-se rapidamente - em média, em $14^0$ - do SAT ao EAT. Como os molares superiores ocluem, há pouco deslocamento angular. Com cerca de 7 mm de erupção até ao final da terapia ativa e mais 6 mm após o tratamento ativo, o ritmo da mudança vertical é bastante rápido.

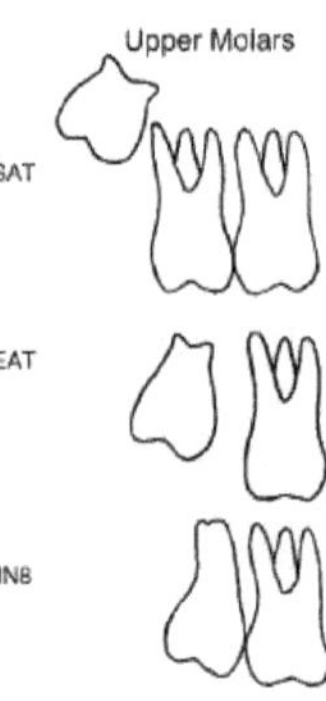

**Fig. 39: Angulação do terceiro molar (maxilar).**

Todos os terceiros molares da pesquisa foram consistentemente posicionados para preservar uma boa oclusão funcional. A saúde periodontal da amostra era excelente. A posição do terceiro molar não se correlacionou com gengivite ou periodontite. Os resultados demonstraram que a extração do segundo molar para aliviar o apinhamento é uma escolha viável em situações adequadas de apinhamento ligeiro a moderado, especialmente em pacientes que se espera que venham a sofrer impacção do terceiro molar e para diminuir a possibilidade de o apinhamento piorar durante a adolescência.


## AUTOTRANSPLANTE DE TERCEIROS MOLARES:

O autotransplante de dentes surgiu como uma opção terapêutica reconhecida e fiável para quem sofre de perda dentária precoce ou aplasia. De acordo com William Northway, o transplante autogénico de dentes tem o potencial de alargar o conceito de gestão de espaço.[111] O transplante de terceiros molares tem sido uma prática comum. Estes dentes frequentemente removidos têm funcionado com sucesso como substitutos dos primeiros molares depois de sofrerem danos graves. O crescimento da raiz destes dentes continua até ao final da adolescência e aos vinte anos, tornando-os adequados para utilização até à idade adulta. A extração do último dente da arcada dentária pode proporcionar um acesso mais conveniente, sendo importante assegurar que a raiz permanece intacta durante o processo de recolocação.

À medida que o ápice da raiz se aproxima do fecho, a probabilidade de um transplante bem sucedido diminui. A revascularização é necessária. Permitir um desenvolvimento suficiente antes do transplante minimiza a redução efectiva do comprimento da raiz, no entanto, a reabsorção pós-operatória é raramente relatada. Quando as raízes tinham 3 a 5 mm de diâmetro, era a melhor altura para o transplante. A arquitetura alveolar deve ser adequada para albergar o transplante. Para cobrir ou aproximar corretamente o transplante, o local recetor tem de ter suficiente tecido ligado e queratinizado a cobri-lo e estar livre de inflamação persistente. Os défices de espaço mesiodistal devem ser preenchidos antes da cirurgia, quer através de terapia ortodôntica, quer através do corte de dentes contíguos. De modo a acomodar as placas alveolares em ambas as superfícies, a largura labiolingual do rebordo também deve ser suficiente.

Num estudo com terceiros molares imaturos transplantados, Oskar Bauss et al.[112] examinaram o impacto dos movimentos ortodônticos dos dentes nas doenças periodontais e pulpares. A aplasia de pré-molares ou a perda precoce de molares foi a razão para o transplante. Os transplantes foram posicionados com uma rotação distal de 45 a 90 graus em pacientes com rebordos alveolares finos, morfologia radicular desfavorável e atrofia horizontal do processo alveolar. Foram utilizadas duas forças para desrotar a arcada dentária para a posição correta. A força inicial aplicada para a rotação variou de 200 a 300 gramas/mm. A média foi de um ciclo de 12 semanas. Todos os enxertos foram integrados a um dispositivo fixo para fechamento aproximado do espaço e nivelamento após a desratização total. A duração média do tratamento ortodôntico foi de 15,2 meses. Os transplantes foram firmemente colocados com uma deslocação para baixo notável (média de 5,1 mm) em áreas da mandíbula que sofreram retração vertical. Antes de finalizar os gaps estimados, os transplantes foram alinhados com o plano oclusal. A duração média do tratamento ortodôntico foi de 14,4 meses.

Foram efectuadas avaliações clínicas e radiográficas exaustivas para avaliar a condição da polpa dentária e dos tecidos periodontais. Os terceiros molares autotransplantados que não necessitaram de tratamento ortodôntico adicional tiveram os resultados pulpares e periodontais mais favoráveis. Com seus ápices abertos e estágio de desenvolvimento, todos os transplantes tiveram uma probabilidade significativa de revascularização pulpar.

Os resultados sugerem que a extrusão ortodôntica e o pequeno movimento lateral do dente não têm impacto na saúde pulpar e periodontal de 3 molares imaturos autotransplantados[rd] . A cicatrização pulpar e periodontal dos transplantes do grupo da extrusão não foi afetada pela atrofia do processo alveolar. Na altura em que o tratamento ortodôntico começou, a maioria dos pacientes tinha experimentado algum grau de erupção espontânea. Novos processos alveolares foram vistos emergindo durante o curso do tratamento ortodôntico. Novos vasos começaram a crescer por volta do quarto dia de pós-operatório e, após 30 dias, a polpa estava, em geral, totalmente revascularizada com novos vasos em toda a sua extensão. Ao contrário da revascularização pulpar, os primeiros indícios de reinervação pulpar estão confinados à porção apical da polpa e não podem ser vistos por pelo menos um mês após o transplante. Os axônios regenerados são minúsculos em diâmetro, e os nervos pulpares reconstituídos ainda são escassos mesmo após dois anos. Atrasar o início da terapia ortodôntica até três a seis meses após o transplante e desratizar gradualmente os transplantes multirradiculares pode potencialmente aumentar a taxa de sucesso.

Uma variedade de distúrbios clínicos pode estar associada a dentes impactados. Para confirmar a suspeita de dentes impactados, o ortodontista deve rever minuciosamente os registos médicos do paciente e observar cuidadosamente quaisquer sinais clínicos significativos, como espaços entre os dentes, inchaço ou ausência de dentes. Para além dos raros casos de impactação que podem ser facilmente reconhecidos pelos sinais, o ortodontista deve utilizar as radiografias para identificar os dentes que ainda não emergiram.

A abordagem de diagnóstico começa com uma radiografia dentária e inclui a avaliação clínica, para além de modalidades específicas de imagiologia intra-oral e extra-oral. Atualmente, estão disponíveis muitos métodos tecnologicamente avançados; no entanto, antes de se submeter a procedimentos de diagnóstico complexos para localização, diagnóstico ou tratamento de dentes impactados, o médico deve tentar minimizar a exposição à radiação e considerar a relação risco-benefício, bem como a análise custo-benefício. Deve ser dada prioridade aos procedimentos simples e complexos tradicionais e a imagiologia moderna deve ser utilizada apenas em situações em que os testes básicos são insuficientes. Grover PS, Lorton L[13] forneceram um exemplo de como as radiografias panorâmicas são cruciais para identificar impacções que estão posicionadas em locais invulgares.

Ericson S, Kurol J[15] examinaram se era possível obter mais informações através de vários métodos de radiografia em 125 crianças que podem ter sofrido uma erupção ectópica dos caninos superiores. A fim de otimizar o planeamento do tratamento ortodôntico, verificaram que, em situações de erupção ectópica dos caninos superiores, é aconselhável um método radiográfico gradual que inclua a politomografia, a fim de determinar a localização correta e excluir ou confirmar reabsorções nos incisivos.

As radiografias panorâmicas, oclusais e periapicais bilaterais são exemplos de imagens bidimensionais (2D) tradicionais. Uma tomografia computorizada de feixe cónico (CBCT) produz imagens tridimensionais (3D). Haney E, Gansky SA, Lee JS, Johnson E, Maki K, Miller AJ, Huang JC[33] examinaram as variações entre os diagnósticos de duas modalidades de imagiologia e os planos de tratamento para caninos maxilares impactados. Chegaram à conclusão de que as imagens de CBCT aumentaram significativamente a confiança dos médicos na correção do diagnóstico e do plano de tratamento (P <0,001). Os seus resultados demonstraram que podem ser obtidos diagnósticos e estratégias de tratamento distintos a partir de imagens 2D e 3D de caninos maxilares impactados. De forma semelhante, Chandak S, Shetty CM[36] chegaram à conclusão de que a TC dentária fornece visivelmente mais informações sobre dentes impactados do que a radiografia, especificamente sobre a divergência da raiz, a relação entre o dente impactado e os dentes vizinhos, o assoalho nasal, o seio maxilar e o canal mandibular.

A impactação dentária tem uma etiologia complexa que envolve factores hereditários. As anomalias dentárias podem surgir de qualquer condição etiológica que perturbe a erupção dentária. Para além das influências ambientais, descobriu-se que a hereditariedade tem diferentes graus de influência nos resultados dentários. A má oclusão é uma condição causada por dentes impactados, e a sua etiologia é influenciada tanto por factores genéticos como ambientais. Existem provas inquestionáveis de uma forte influência genética em numerosas variáveis dentárias e oclusais, embora o fenótipo resulte sempre de uma combinação de factores ambientais e genéticos. No entanto, a genética difere consoante a caraterística em questão.

Os ortodontistas devem estar cientes da etiologia e dos potenciais distúrbios relacionados com as anomalias dentárias, uma vez que a intervenção ortodôntica faz parte do tratamento multidisciplinar das impacções dentárias. As anomalias dentárias podem surgir de qualquer causa etiológica que perturbe a odontogénese e a erupção. Para além das influências ambientais, está provado que a hereditariedade tem diferentes graus de influência na impactação dentária.[43]

Butler[44] introduziu pela primeira vez a ideia de um campo morfogenético em 1939, considerando a suscetibilidade genética para dentes impactados. Mesmo assim, o papel da genética como elemento etiológico foi menosprezado nos anos posteriores. Desde o advento das modernas investigações moleculares, tornou-se claro como a genética e o ambiente se combinam para causar problemas celulares moleculares e biológicos que resultam em anomalias dentárias.

Os genes homeobox (HOX), que são uma família de diversas moléculas reguladoras mesenquimais e os seus receptores, regulam o processo de odontogénese. Segmento muscular (MSX1 e MSX2), distal (Dlx), ortodôntico, goosecoide, paired box gene 9 (Pax9) e sonic hedgehog (Shh) são as categorias em que se enquadram os genes HOX. Os genes Msx1 e Msx2 controlam a fase de desenvolvimento e o crescimento subsequente dos botões dentários, respetivamente. O processo de formação dos dentes molares envolve os genes Dlx1, Dlx2 e Barx1. O fator de transcrição Pax9 é essencial para a morfogénese dentária e contribui para o desenvolvimento da capacidade indutiva do mesênquima dentário. Ele é necessário para a expressão mesenquimal dos genes Lef1, MSX1 e da proteína morfogenética óssea (Bmp4). Os genes HOX exibem padrões de expressão ântero-posterior específicos do local e são conhecidos por desempenharem um papel significativo na formação da boca e dos dentes. O desenvolvimento da localização posterior pode ser causado pelo gene regulador do terceiro molar, MSX1, bem como pela agenesia do segundo pré-molar inferior. Juntamente com Dlx1, Dlx2 e Barx1, os outros genes da área posterior, Pax9 também regula o desenvolvimento de todos os molares.[45] A erupção dentária é um processo multifacetado que envolve células do órgão dentário e do alvéolo circundante. Na cavidade dentária, as células mononucleares unem-se para gerar osteoclastos, que reabsorvem o osso alveolar e criam um canal de erupção que permite ao dente emergir da sua cripta óssea. Certos produtos químicos, especificamente aqueles de que as células mononucleares do folículo podem necessitar, incluindo a Proteína Quimiotáctica de Monócitos 1 (MCP1) e/ou o Fator Estimulante de Colónias Um (CSF1). Para facilitar a reabsorção óssea, é necessário um processo conhecido como osteoclastogénese. Este processo pode implicar a supressão da transcrição e síntese da Osteoprotegerina (OPG) no interior do folículo, para além da estimulação do Recetor Activator of NF Kappa B Ligand (RANKL) no folículo e/ou no osso alveolar circundante. A regulação da erupção pode também envolver a sinalização parácrina através da proteína relacionada com a hormona paratiroideia e da interleucina-1 alfa, que são produzidas no retículo estrelado junto ao folículo. Os osteoblastos também podem ter um impacto no processo de erupção; no local da erupção, presumivelmente desempenham a função fisiológica mais significativa no desenvolvimento de osteoclastos através da sinalização pela via RANKL/OPG.

Os caninos afectados têm uma etiologia multifatorial. Podem ser utilizadas quatro categorias para classificar as causas: obstrução local dos tecidos duros, doença local, desvio ou perturbação do desenvolvimento normal dos incisivos e factores hereditários ou genéticos. Existe uma relação entre a agenesia dentária (hipodontia) e o mau posicionamento dos caninos permanentes e as impacções. Estudos mostram que a transposição do canino para o incisivo lateral inferior, a transposição do canino para o primeiro pré-molar superior e o canino deslocado para palatino estão todos associados a taxas de prevalência significativamente mais elevadas de agenesia dentária. Essas três anomalias de posicionamento dos caninos, assim como a agenesia dentária, têm sido documentadas em famílias e parecem ser fortemente influenciadas pela genética.[47]

A anomalia da dentição mais comumente relatada é a agenesia dentária. Os seguintes tipos de dentes têm a maior prevalência de dentes ausentes no desenvolvimento: terceiros molares superiores ou inferiores, segundos pré-molares inferiores e incisivos laterais superiores. Claramente, há uma base genética para a agenesia dentária. Com base na investigação de uma única família, foi determinado que se trata de uma desordem autossómica dominante mapeada para anomalias de um único gene. Descobriu-se que uma mutação pontual no gene MSX1 dos membros afectados da família é a causa da agenesia de todos os segundos pré-molares e terceiros molares. Todos os primeiros, segundos e terceiros molares são afectados pela agenesia dentária familiar, que também raramente afecta os segundos pré-molares e os incisivos centrais inferiores. A mutação em questão está relacionada com uma mutação no fator de transcrição PAX9.

Os tipos de dentes mais comuns ausentes nos seres humanos são o incisivo lateral superior, o segundo pré-molar inferior e a agenesia do terceiro molar, que podem ser observados na radiografia panorâmica oral. A transposição do canino e do primeiro pré-molar superiores parece estar associada a uma agenesia do incisivo lateral superior visivelmente elevada, representando o campo orofacial anterior, e a transposição do pré-molar e do canino parece estar associada a uma agenesia do molar significativamente aumentada, representando o campo orofacial posterior. Quando combinada com anomalias no posicionamento dos caninos, a agenesia do segundo pré-molar inferior é observada com uma frequência significativamente maior, sugerindo a presença de um campo intermédio. Os factores de transcrição MSX1 e PAX9, que têm sido associados à agenesia de molares, podem desempenhar um papel na regulação genética da transposição de pré-molares e incisivos laterais inferiores, bem como nas malposições dentárias associadas à expressão particular da hipodontia dos terceiros molares do campo posterior.[46,47,48]

Como os incisivos, caninos, pré-molares e molares se originaram de pontos distintos da lâmina dentária embrionária, eles se posicionam em uma determinada ordem ao longo da arcada dentária durante o desenvolvimento dentofacial normal. A maioria dos caninos superiores impactados tem raízes longas, com um ápice que se situa adequadamente acima dos ápices dos dentes vizinhos, tanto na linha vestibulolingual quanto na linha mesiodistal da arcada dentária. Portanto, a coroa desses caninos terá sido movida para um local aberrante devido a um alinhamento irregular do seu longo eixo. No entanto, tal como acontece com outros dentes, a deslocação apical é rara; o ápice da raiz do canino mostra a localização inicial do germe dentário. Uma vez que o lado esquerdo e o lado direito do paciente partilham a mesma composição genética, este tipo de deslocação é geralmente bilateral e determinado por variáveis hereditárias. Sem dúvida, há potencial para variações de expressão; no entanto, estas se manifestam tipicamente como pequenas variações na orientação dos longos eixos dos dentes, resultantes de variáveis locais, da direita para a esquerda; a localização do ápice é mais provável de ser comparável em ambos os lados. A presença de caninos com ápices radiculares deslocados para palatino ou para distal em relação aos pré-molares será razoavelmente comum em ambos os lados. O deslocamento do ápice também é responsável pela transposição do canino com o pré-molar.

O desalinhamento dos ápices radiculares destes dentes é apenas o resultado de uma hereditariedade. A chave de diagnóstico para a sua identificação é a sua localização, o que exige uma imagiologia sofisticada, melhor conseguida através da tomografia computorizada de feixe cónico. O dente impactado pode surgir em decorrência de alterações na vizinhança imediata do canino superior não irrompido por corpos de tecidos duros, lesões de tecidos moles ou entidades patológicas em desenvolvimento, mas sua remoção frequentemente leva à recuperação parcial ou total. No entanto, é possível reverter favoravelmente a rota de erupção de um canino errante, proporcionando espaço por meio de expansão anteroposterior ou lateral, extração dentária ou verticalização de raízes de pré-molares ou incisivos. A impactação do canino está implicitamente ligada à disparidade temporal observada no desenvolvimento normal dos dentes vizinhos aberrantes. A impactação do canino é menos comum nos casos em que um incisivo lateral vizinho está ausente, no entanto, pensa-se que as anomalias na forma anatómica do incisivo lateral são uma expressão parcial ou uma microforma genética da sua ausência. Geneticamente, a equivalência direita-esquerda é a norma; no entanto, a impacção unilateral do canino é duas ou três vezes mais comum do que a incidência bilateral. As explicações genéticas para a paridade da sua ocorrência em gémeos monozigóticos versus dizigóticos não são facilmente aparentes. A agenesia do incisivo lateral permanente ipsilateral (adjacente) pode estar associada aos caninos deslocados palatalmente (caninos maxilares), indicando uma sequência de desenvolvimento relacionada a uma influência genética no desenvolvimento do incisivo lateral permanente maxilar. Também podem estar associados à agenesia de outros dentes e/ou a incisivos laterais permanentes ipsilaterais pequenos ou normais, indicando um efeito geral na dentição que pode ser, em grande parte, mediado, até certo ponto, por factores genéticos. Os caninos com deslocamento do palato tendem a agrupar-se em certas famílias, e a análise de segregação indica que um único gene pode ter um efeito dominante, mas de penetrância modesta. Uma etiologia complicada, incluindo diversas variáveis genéticas ou ambientais, é também sugerida pela notável propensão para saltar gerações e pela apresentação variável. É necessária investigação sobre a ligação ou associação de determinados polimorfismos do ADN com a caraterística em várias famílias e/ou grandes amostras populacionais para demonstrar que existe um componente genético, bem como para identificar a natureza desse componente genético e a forma como interage com os factores ambientais.[44, 48]

Ao utilizar a carta de impactação dentária, que consiste em três componentes - prevenção, escala de dificuldade e protocolo de tratamento - os dentes com impactação podem ser melhor geridos na prática diária.

As campanhas de sensibilização, o rastreio precoce e o tratamento intercetivo - que envolve a extração do dente temporário no local da impacção - são utilizados para alcançar a prevenção. A impactação do cúspide superior é uma condição grave que ocorre com frequência suficiente para justificar a deteção e o tratamento logo aos oito anos de idade. O processo de triagem consiste em encontrar pacientes que não apresentam uma protuberância normal do canino à palpação. Se necessário, é efectuada uma avaliação radiográfica adicional. Nas más oclusões de Classe I não apinhadas, Williams BH[10] recomendou a excisão selectiva das cúspides decíduas como tratamento intercetivo. Quando os dentes cúspides impactados são diagnosticados entre as idades de 8 e 10 anos, as principais consequências, incluindo a reabsorção radicular dos incisivos laterais e a exposição cirúrgica e o alinhamento ortodôntico, são consideravelmente reduzidas. De acordo com Richardson Russell[22] , em determinadas circunstâncias, a impactação das cúspides maxilares permanentes e outras consequências podem ser evitadas através da extração das cúspides maxilares primárias.

Os clínicos podem ser capazes de evitar caninos impactados através de um diagnóstico clínico apropriado, avaliação radiográfica e tratamento intercetivo imediato, que pode identificar os caninos numa idade jovem. Dependendo se as impacções são palatinas ou labiais, podem ser utilizados vários métodos cirúrgicos e ortodônticos para tratar os caninos impactados. Estes métodos também variam com base no julgamento clínico e na experiência. É típico que os caninos sofram impactação, pelo que os médicos têm de estar preparados para lidar com isso. Os caninos maxilares impactados podem ser direcionados para uma posição adequada na arcada dentária e permitir a sua erupção se forem descobertos precocemente, interceptados prontamente e submetidos a uma terapia cirúrgica e ortodôntica bem gerida.

Uma escala de dificuldade permitiria aos profissionais escolher a melhor linha de ação com base no grau de dificuldade de cada cenário clínico, que é estabelecido por vários critérios.

Com base nas informações obtidas durante a anamnese e o exame clínico inicial, é criado um programa de tratamento a nível mundial. Dependendo do caso, são acrescentados estudos radiológicos adicionais, como uma panorâmica, um controlo oclusal ou mesmo uma TAC.

Becker A, Zilberman Y[7] forneceram uma descrição de como aplicar tração para corrigir caninos maxilares desalinhados. Para evitar interferências com os dentes vizinhos, a tração é aplicada primeiro de forma lingual para baixo, como parte do método de tratamento do lado palatino. A aplicabilidade do método como auxiliar de quase todas as metodologias existentes é enfatizada, aumentando a sua eficácia no tratamento de todo o problema ortodôntico dessa forma.

Foi determinado que a impactação é maioritariamente causada por uma aberração no processo de erupção. Por conseguinte, o curso ótimo do tratamento deve ter como objetivo reproduzir o mecanismo de erupção típico. As técnicas de tração convencionais, por outro lado, têm sido associadas a bolsas periodontais, junções cemento-esmalte expostas, inflamação da gengiva, recessão óssea, diminuição da gengiva ligada e reabsorção radicular dos dentes impactados e vizinhos. Estes efeitos adversos são provocados pelo facto de o dente impactado ser exposto à cavidade oral demasiado cedo, graças a um sistema de forças incontrolavelmente forte e a uma via de não auto-limpeza.

Um novo sistema de atração magnética é apresentado por Vardimon, Graber, Drescher e Bourauel (2017).[17] Consiste num íman intraoral ligado a um retentor de estilo Hawley e a um suporte magnético colado a um dente impactado. Os braquetes magnéticos foram construídos nas orientações vertical e horizontal, com o eixo magnético magnetizado perpendicularmente à base do braquete e paralelamente a ela. Para caninos e incisivos impactados, é utilizado o estilo vertical; para pré-molares e molares impactados, é utilizado o suporte magnético horizontal. Uma vez que proporcionam uma navegação espacial regulada, forças atractivas eficazes a curtas distâncias e um método cirúrgico menos intrusivo, sugeriu a utilização de ímanes para tratar a impactação.

Olive[26] avalia se o tratamento ortodôntico por si só pode tratar eficazmente crianças com caninos superiores impactados. Chegou à conclusão de que as crianças com caninos superiores impactados podem beneficiar de um tratamento com aparelho fixo, que abre espaço para um canino palatino afetado.

É fundamental planear as consultas com o ortodontista e com o cirurgião, caso se opte por um tratamento cirúrgico-ortodôntico. É importante ter em conta os seguintes factores:

- Tração ortodôntica com alinhamento dos dentes na arcada.
- Abertura de espaço se o espaço disponível for insuficiente.
- Idealmente, uma abordagem de erupção fechada com a osteotomia menos invasiva possível.
- Gengivoplastia se o tecido periodontal não estiver à altura.

A relação benefício/risco é outro fator importante que o médico deve ter em conta. Há situações em que é melhor renunciar ao tratamento. Para a maioria dos ortodontistas, o tratamento mecânico de dentes impactados é uma tarefa normal; no entanto, algumas impactações podem ser frustrantes e o resultado estético pode ser imprevisível se o cirurgião desobstruir o dente impactado de forma incorrecta.

O processo de erupção pode ser simplificado com a abordagem correta de destartarização, produzindo um resultado previsível e esteticamente agradável. Isto é particularmente válido para os caninos superiores que estão impactados. Os caninos superiores são os dentes permanentes mais frequentemente impactados, depois dos terceiros molares. Aproximadamente um terço dos caninos superiores impactados encontram-se labialmente, ou dentro do alvéolo, enquanto os outros dois terços encontram-se palatalmente. Na maioria das vezes, certos parâmetros ditam o melhor momento e a melhor abordagem cirúrgica para identificar um canino afetado.

Foram delineadas várias técnicas cirúrgicas por Kokich Mathews[19] para extrair estes dentes afectados. Ele afirma que o dente impactado pode ser exposto usando três métodos diferentes: excisão, um retalho colocado apicalmente e a abordagem de erupção fechada.

As duas abordagens para expor dentes anteriores maxilares impactados labialmente são a erupção fechada e a colocação de retalho no ápice. Num estudo realizado por Vermette, Kokich e Kennedy[20] , os autores compararam duas abordagens para a revelação de dentes anteriores superiores impactados labialmente em termos das suas qualidades estéticas e periodontais. Eles descobriram que os dentes descobertos usando uma técnica de retalho posicionado apicalmente tinham mais defeitos inestéticos do que os dentes descobertos usando uma técnica de erupção fechada.

A extração, a cirurgia ou o traccionamento ortodôntico são os tratamentos disponíveis para um incisivo dilacerado. Devido à angulação da raiz do incisivo impactado, os pacientes com esses incisivos são tipicamente jovens, e o tratamento é tipicamente complexo e demorado.

Um estudo efectuado por Tsai TP[25] demonstrou que a recolocação cirúrgica é um tratamento menos complicado para a dilatação dos incisivos. É particularmente útil para a impacção que é difícil de tratar. O estudo também demonstrou que o espaço de transplante e o crescimento da raiz do incisivo determinam se deve ser efectuado o reposicionamento cirúrgico.

Agrait EM, Levy D, Gil M, Singh GD [27] chegaram à conclusão de que, desde que o posicionamento anatómico do dente seja favorável, o reposicionamento ortodôntico combinado com a reimplantação cirúrgica pode ser a melhor forma de tratamento para os dentes impactados.

O tratamento da impacção dentária é um processo complicado devido à variedade de casos observados e ao desafio de diagnosticar com precisão a condição e desenvolver um plano de tratamento adequado em tempo útil. No entanto, o curso preferido da terapia para posicionar o dente não irrompido na arcada exigirá uma coordenação estreita entre cirurgiões e ortodontistas.

Esta dissertação bibliográfica examinou a literatura em profundidade com foco na etiologia e nas estratégias de manejo que são fundamentais para compreender o diagnóstico, o tratamento e a prevenção dos diferentes tipos de dentes impactados do ponto de vista de um ortodontista.

A impacção dentária representa um problema significativo para o médico dentista. Uma questão recorrente é o fracasso das numerosas abordagens. Tanto para a função como para a aparência, o tratamento dos dentes impactados é crucial. Os clínicos precisam de estar cientes da gama de opções de tratamento disponíveis e criar planos de tratamento que sejam do melhor interesse do paciente. Os médicos podem diminuir a frequência da erupção ectópica e a consequente impactação dos dentes, avaliando e tratando corretamente os seus pacientes. O tratamento do impactação dentária é um processo complicado devido à variedade de casos observados e ao desafio de diagnosticar com precisão a condição e desenvolver um plano de tratamento adequado em tempo útil.

A relação entre as variáveis ambientais e genéticas e as causas dos bloqueios dos tecidos duros, doenças dos tecidos moles e anomalias dos dentes vizinhos que resultam na impacção do canino permanente superior. Numerosas investigações têm demonstrado que estes fenómenos coexistem com o diagnóstico de impactação dos caninos. Eles foram caracterizados como traços anormais distintos, todos etiologicamente assumidos como genéticos, incluindo o próprio canino aberrante.

Uma teoria de orientação, na qual as mesmas caraterísticas anómalas geneticamente determinadas fornecem um meio anormal no qual o canino é criado e a partir do qual é guiado no seu caminho de erupção mal orientado e muitas vezes abortivo, oferece uma linha etiológica alternativa de raciocínio e interpretação desses estudos, embora a genética geralmente permeie o quadro geral. Se já não existirem obstruções de tecidos moles ou duros no seu caminho, os dentes impactados podem erupcionar sozinhos. Esta constatação é corroborada pelos resultados da utilização do desobstrução cirúrgica e da erupção autónoma, tal como ilustrado por exemplos clínicos em vários artigos. O tratamento desta doença depende criticamente de

Métodos rápidos, simples e biológicos para a identificação de caninos afectados palatalmente.

É possível restaurar dentes impactados utilizando uma variedade de procedimentos cirúrgicos e ortodônticos. No entanto, para tratar adequadamente estes dentes e evitar danos nos dentes vizinhos, é necessário utilizar o método cirúrgico correto para aplicar forças numa direção favorável e ter controlo total para uma correção eficaz.

A excisão atempada dos dentes decíduos é a técnica interceptiva mais simples para evitar a impactação dos dentes permanentes. Se houver espaço suficiente para eles, este processo geralmente permite que os dentes permanentes emerjam na arcada dentária corretamente e fiquem direitos. É possível restaurar dentes impactados utilizando uma variedade de procedimentos cirúrgicos e ortodônticos.

Embora a impactação não seja comum, representa um problema significativo para os profissionais médicos e para os pacientes. O diagnóstico de dentes não irrompidos ou impactados é tipicamente baseado em evidências clínicas e radiográficas. Os sinais clínicos de um dente impactado incluem retenção do dente principal, elevação anormal da mucosa palatina ou labial, erupção tardia e espaço inadequado na área de um dente não irrompido. Diversas variáveis afetam a capacidade de alinhamento adequado de um dente impactado, incluindo a direção e a posição do dente, a extensão da produção radicular, o grau de deslocamento e a disponibilidade de espaço para o dente. Dependendo da forma do obstáculo, do grau de angulação do incisivo impactado, da posição vertical inicial e maturação de sua raiz, e da expansão ortodôntica adicional da arcada dentária, a taxa de erupção espontânea registrada varia entre 30,3% e 89,4% dos casos em diferentes estudos.[113]

Pode demorar muito tempo e exigir uma terapia ortodôntica complexa para realinhar um dente impactado para a sua posição óptima de trabalho na cavidade oral. Numerosos factores, alguns ligados ao paciente, outros a caraterísticas relacionadas com a má oclusão e, mais significativamente, alguns relacionados com a posição do dente impactado, podem influenciar o prognóstico e a dificuldade do tratamento. Como profissionais de medicina dentária, estamos interessados na frequência e distribuição dos dentes impactados, bem como nos factores que podem influenciar a gravidade da impactação e, por sua vez, a dificuldade e a duração do tratamento necessário.[114]

No entanto, para tratar estes dentes adequadamente, o cirurgião deve empregar a técnica cirúrgica correta e ser capaz de aplicar forças calibradas numa direção que seja benéfica. Isto permite um controlo total sobre o tratamento eficaz da impacção e evita danos nos dentes vizinhos. Assim, o alinhamento adequado dos dentes impactados depende da seleção precisa dos procedimentos cirúrgicos e ortodônticos. É necessária uma abordagem multidisciplinar para o complicado procedimento de tratamento dos dentes impactados. É importante que os clínicos colaborem para dar ao paciente o melhor plano de tratamento possível, apoiado pela ciência.

# REFERÊNCIAS

1. Kokich VG, Mathews DP. Orthodontic and Surgical Management of Impacted Teeth. 1ª ed. Quintessence Books; 2014.

2. Becker A. O tratamento ortodôntico de dentes impactados. 2a ed. Londres; 2007.

3. Richardson G, Russell KA. Uma revisão das cúspides maxilares permanentes impactadas - diagnóstico e prevenção. J Can Dent Assoc. 2000 Oct 1;66(9):497-502.

4. Thilander B, Jakobsson SO. Factores locais na impactação dos caninos superiores. Ata Odontol Scand. 1968 Jan 1;26(1-2):145-68.

5. Korbendau JM, Patti A. Sucesso clínico no tratamento cirúrgico e ortodôntico de dentes impactados. Quintessence Int Ed. 2019 Mar 5.

6. Ghoneima A, Allam A, Kula K, Windsor LJ. Ortodontia - Aspectos Básicos e Considerações Clínicas. Intech, Rijeka, Croácia; 2012.

7. Becker A, Zilberman Y. O canino impactado palatalmente: uma nova abordagem ao tratamento. Am J Orthod. 1978 Oct 1;74(4):422-9.

8. Ash Major M Jr. Desenvolvimento dos dentes, calcificação e erupção. In: Wheeler's Dental anatomy, physiology, and oclusion (Anatomia dentária, fisiologia e oclusão). 6ª ed. Philadelphia: WB Saunders Company; 1996. p. 23-39.

9. Jacoby H. O sistema "ballista spring" para dentes impactados. Am J Orthod. 1979 Feb 1;75(2):143-51.

10. Williams BH. Diagnóstico e prevenção da impactação da cúspide maxilar. Angle Orthod. 1981 Jan 1;51(1):30-40.

11. Fournier A, Turcotte JY, Bernard C. Considerações ortodônticas no tratamento de caninos superiores impactados. Am J Orthod. 1982 Mar 1;81(3):236-9.

12. Kohavi D, Becker A, Zilberman Y. Exposição cirúrgica, movimento ortodôntico e posição final do dente como factores na degradação periodontal de caninos impactados palatalmente tratados. Am J Orthod. 1984 Jan 1;85(1):72-7.

13. Ps G. A incidência de dentes permanentes não irrompidos e casos clínicos relacionados. Oral Surg Oral Med Oral Pathol. 1985;59:420-5.

14. Ericson S, Kurol J. Avaliação radiográfica da erupção dos caninos superiores em crianças com sinais clínicos de perturbação da erupção. Eur J Orthod. 1986 Aug 1;8(3):133-40.

15. Ericson S, Kurol J. Radiographic examination of ectopically erupting maxillary canines (Exame radiográfico de caninos superiores em erupção ectópica). Am J Orthod Dentofacial Orthop. 1987 Jun 1;91(6):483-92.

16. Ericson S, Kurol J. Reabsorção dos incisivos laterais superiores causada pela erupção ectópica dos caninos: uma análise clínica e radiográfica dos factores predisponentes. Am J Orthod Dentofacial Orthop. 1988 Dec 1;94(6):503-13.

17. Vardimon AD, Graber TM, Drescher D, Bourauel C. Ímanes de terras raras e impactação. Am J Orthod Dentofacial Orthop. 1991 Dec 1;100(6):494-512.

18. Bishara SE, Ortho D. Caninos maxilares impactados: uma revisão. Am J Orthod Dentofacial Orthop. 1992 Feb 1;101(2):159-71.

19. Kokich VG, Mathews DP. Tratamento cirúrgico e ortodôntico de dentes impactados. Dent Clin North Am. 1993 Apr 1;37(2):181-204.

20. Vermette ME, Kokich VG, Kennedy DB. Revelando dentes impactados labialmente: retalho posicionado apicalmente e técnicas de erupção fechada. Angle Orthod. 1995 Feb 1;65(1):23-32.

21. Jones JW. Uma revisão médico-legal de algumas diretrizes actuais do Reino Unido em ortodontia: uma visão pessoal. Br J Orthod. 1999 Nov;26(4):307-24.

22. Richardson G, Russell KA. Uma revisão das cúspides maxilares permanentes impactadas - diagnóstico e prevenção. J Can Dent Assoc. 2000 Oct 1;66(9):497-502.

23. Stewart JA, Heo G, Glover KE, Williamson PC, Lam EW, Major PW. Factores que se relacionam com a duração do tratamento para pacientes com caninos maxilares impactados palatalmente. Am J Orthod Dentofacial Orthop. 2001 Mar 1;119(3):216-25.

24. Becker A, Brin I, Ben-Bassat Y, Zilberman Y, Chaushu S. Técnica cirúrgica de erupção fechada para incisivos superiores impactados: uma avaliação periodontal pós-ortodôntica. Am J Orthod Dentofacial Orthop. 2002 Jul 1;122(1):9-14.

25. Tsai TP. Reposicionamento cirúrgico de um incisivo dilacerado impactado em dentição mista. J Am Dent Assoc. 2002 Jan 1;133(1):61-6.

26. Oliveira RJ. Tratamento ortodôntico de caninos superiores impactados palatalmente. Aust Orthod J. 2002 Nov 1;18(2):64-70.

27. Agrait EM, Levy D, Gil M, Singh GD. Reposicionamento de um incisivo central superior invertido usando uma combinação de reimplante e movimento ortodôntico: um relato de caso clínico. Pediatr Dent. 2003 Mar 1;25(2):157-60.

28. Kokich VG. Tratamento cirúrgico e ortodôntico dos caninos superiores impactados. Am J Orthod Dentofacial Orthop. 2004 Sep 1;126(3):278-83.

29. Patel S, Fanshawe T, Bister D, Cobourne MT. Sobrevivência e sucesso do autotransplante de canino maxilar: uma investigação retrospetiva. Eur J Orthod. 2011 Jun 1;33(3):298-304.

30. Crescini A, Nieri M, Buti J, Baccetti T, Pini Prato GP. Resultados ortodônticos e periodontais de caninos superiores impactados tratados: Uma avaliação dos factores de prognóstico. Angle Orthod. 2007 Jul 1;77(4):571-7.

31. Falahat B, Ericson S, D'Amico RM, Bjerklin K. Reabsorção da Raiz do Incisivo Devido a Caninos Maxilares Ectópicos - Um Acompanhamento Radiográfico a Longo Prazo. Inf Orthodont Kieferorthop. 2011;43(01):33-40.

32. Bedoya MM, Park JH. Uma revisão do diagnóstico e tratamento de caninos superiores impactados. J Am Dent Assoc. 2009 Dec 1;140(12):1485-93.

33. Haney E, Gansky SA, Lee JS, Johnson E, Maki K, Miller AJ, Huang JC. Análise comparativa de radiografias tradicionais e imagens volumétricas de tomografia computorizada de feixe cónico no diagnóstico e planeamento do tratamento de caninos maxilares impactados. Am J Orthod Dentofacial Orthop. 2010 May 1;137(5):590-7.

34. Litsas G, Acar A. Uma revisão dos caninos maxilares deslocados precocemente: etiologia, diagnóstico e tratamento intercetivo. Open Dent J. 2011;5:39.

35. Shastri D, Nagar A, Tandon P. Alinhamento de canino impactado palatalmente com a técnica de janela aberta e mola K-9 modificada. Contemp Clin Dent. 2014 Apr 1;5(2):272-4.

36. Chandak S, Shetty CM. Estudo comparativo de dentascan e radiografia para avaliação radiológica de dentes impactados. J Clin Diagn Res. 2014 Jul;8(7):RC01.

37. Becker A, Chaushu S. Etiologia da impactação do canino superior: uma revisão. Am J Orthod Dentofacial Orthop. 2015 Oct 1;148(4):557-67.

38. Jean-Marie K, Antonio P. Sucesso clínico no tratamento cirúrgico e ortodôntico de dentes impactados. 1ª ed. Qunitessence Books; 2012.

39. Ngan P, Hornbrook R, Weaver B. Gestão atempada e precoce de caninos superiores em erupção ectópica. Semin Orthod. 2005 Sep 1;11(3):152-163.

40. Biase DD. Os efeitos das variações na morfologia e posição dos dentes na erupção. Trans Br Soc Study Orthod. 1970 Jan 1;57:77-90.

41. Fardi A, Kondylidou-Sidira A, Bachour Z, Parisis N, Tsirlis A. Incidência de dentes impactados e supranumerários - um estudo radiográfico numa população do Norte da Grécia. Med Oral Patol Oral Cir Bucal. 2011 Jan 1;16(1):e56-61.

42. Gavel V, Dermaut L. O efeito da posição do dente na imagem de caninos não irrompidos em radiografias panorâmicas. Eur J Orthod. 1999 Oct 1;21(5):551-60.

43. Pirinen S, Arte S, Apajalahti S. O deslocamento palatal do canino é genético e está relacionado com a ausência congénita de dentes. J Dent Res. 1996 Oct;75(10):1742-6.

44. Peck S. O canino deslocado palatalmente como uma anomalia dentária de origem genética. Angle Orthod. 1995;65:95-102.

45. Rutledge MS, Hartsfield Jr JK. Factores genéticos na etiologia dos caninos deslocados palatalmente. Semin Orthod. 2010 Sep 1;16(3):165-171.

46. Shastri D, Nagar A, Tandon P. Alinhamento de canino impactado palatalmente com a técnica de janela aberta e mola K-9 modificada. Contemp Clin Dent. 2014 Abr 1;5(2):272-4.

47. Frank CA. Opções de tratamento para dentes impactados. J Am Dent Assoc. 2000 maio 1;131(5):623-32.

48. MacPhee CG. A incidência de dentes supranumerários erupcionados em séries consecutivas de 4000 crianças em idade escolar. Br Dent J. 1935;58:59-60.

49. Chaushu S, Chaushu G, Becker A. O papel da tomografia de volume digital na imagiologia de dentes impactados. World J Orthod. 2004 Jun 1;5(2).

50. Fournier A, Turcotte JY, Bernard C. Considerações ortodônticas no tratamento de caninos superiores impactados. Am J Orthod. 1982 Mar 1;81(3):236-9.

51. Kokich VG, Mathews DP. Tratamento cirúrgico e ortodôntico de dentes impactados. Dent Clin North Am. 1993 Apr 1;37(2):181-204.

52. Vermette ME, Kokich VG, Kennedy DB. Descobrindo dentes impactados labialmente: retalho posicionado apicalmente e técnicas de erupção fechada. Angle Orthod. 1995 Feb 1;65(1):23-32.

53. Chaushu S, Brin I, Ben-Bassat Y, Zilberman Y, Becker A. Estado periodontal após alinhamento cirúrgico-ortodôntico de incisivos centrais impactados com uma técnica de erupção aberta. Eur J Orthod. 2003 Dec 1;25(6):579-84.

54. Chaushu S, Dykstein N, Ben-Bassat Y, Becker A. Estado periodontal de incisivos maxilares impactados descobertos por 2 técnicas cirúrgicas diferentes. J Oral Maxillofac Surg. 2009 Jan 1;67(1):120-4.

55. Chaushu S, Zilberman Y, Becker A. Impactação do incisivo superior e a sua relação com a deslocação do canino. Am J Orthod Dentofacial Orthop. 2003 Aug 1;124(2):144-50.

56. Littlewood SJ, Mitchell L. Uma introdução à ortodontia. Oxford University Press;5th ed. 2019.

57. Kokich VG. Tratamento cirúrgico e ortodôntico de caninos superiores impactados. Am J Orthod Dentofacial Orthop. 2004 Sep 1;126(3):278-83.

58. Williams BH. Diagnóstico e prevenção da impactação da cúspide maxilar. Angle Orthod. 1981 Jan 1;51(1):30-40.

59. Giulio AB, Serena IP, Matteo Z, Ida M. Abordagem de extração de dentes decíduos dupla vs simples como prevenção da erupção ectópica dos caninos superiores permanentes. Pediatr Dent. 2010 Oct 15;32(5):407-12.

60. Haney E, Gansky SA, Lee JS, Johnson E, Maki K, Miller AJ, Huang JC. Análise comparativa de radiografias tradicionais e imagens volumétricas de tomografia computorizada de feixe cónico no diagnóstico e planeamento do tratamento de caninos maxilares impactados. Am J Orthod Dentofacial Orthop. 2010 May 1;137(5):590-7

61. Alqerban A, Jacobs R, Fieuws S, Willems G. Comparação de dois sistemas de tomografia computorizada de feixe cónico versus imagens panorâmicas para localização de caninos maxilares impactados e deteção de reabsorção radicular. Eur J Orthod. 2011 Fev 1;33(1):93-102.

62. Vermette ME, Kokich VG, Kennedy DB. Descobrindo dentes impactados labialmente: retalho posicionado apicalmente e técnicas de erupção fechada. Angle Orthod. 1995 Feb 1;65(1):23-32.

63. Becker A, Brin I, Ben-Bassat Y, Zilberman Y, Chaushu S. Técnica cirúrgica de erupção fechada para incisivos superiores impactados: uma avaliação periodontal pós-ortodôntica. Am J Orthod Dentofacial Orthop. 2002 Jul 1;122(1):9-14.

64. Bonetti GA, Parenti SI, Daprile G, Montevecchi M. Falha após tração fechada de um canino permanente maxilar não irrompido: Diagnóstico e planeamento do tratamento. Am J Orthod Dentofacial Orthop. 2011 Jul 1;140(1):121-5.

65. Falahat B, Ericson S, D'Amico RM, Bjerklin K. Reabsorção da Raiz do Incisivo Devido a Caninos Maxilares Ectópicos - Um Acompanhamento Radiográfico a Longo Prazo. Informationen aus Orthodontie & Kieferorthopädie. 2011;43(01):33-40.

66. Alqerban A, Jacobs R, Lambrechts P, Loozen G, Willems G. Reabsorção radicular do incisivo lateral maxilar causada por canino impactado: uma revisão da literatura. Clin Oral Investig. 2009 Sep;13:247-55.

67. Crescini A, Baccetti T, Rotundo R, Mancini EA, Prato GP. Técnica do túnel para o tratamento de caninos inferiores impactados. Int J Periodontics Restorative Dent. 2009 Abr 1;29(2).

68. Garcia B, Boronat A, Larrazabal C, Penarrocha M, Penarrocha M. Implantes imediatos após a remoção de caninos superiores impactados: uma série clínica de nove pacientes. Int J Oral Maxillofac Implants. 2009 Abr 1;24(2).

69. Ericson S, Kurol J. Radiographlc assessment of maxillary canine eruption in children with clinical signs of eruption disturbance (Avaliação radiográfica da erupção dos caninos superiores em crianças com sinais clínicos de perturbação da erupção). Eur J Orthod. 1986 Aug 1;8(3):133-40.

70. Leonardi M, Armi P, Franchi L, Baccetti T. Duas abordagens interceptivas para caninos deslocados palatalmente: um estudo longitudinal prospetivo. Angle Orthod. 2004 Oct 1;74(5):581-6.

71. Becker A, Zilberman Y. O canino impactado palatalmente: uma nova abordagem ao tratamento. Am J Orthod. 1978 Oct 1;74(4):422-9.

72. Crescini A, Nieri M, Buti J, Baccetti T, Pini Prato GP. Resultados ortodônticos e periodontais de caninos superiores impactados tratados: Uma avaliação dos factores de prognóstico. Angle Orthod. 2007 Jul 1;77(4):571-7.

73. Clark D. O tratamento de caninos impactados: erupção fisiológica livre. J Am Dent Assoc. 1971 Apr 1;82(4):836-40.

74. Becker A, Chaushu G, Chaushu S. Análise do insucesso no tratamento de caninos superiores impactados. Am J Orthod Dentofacial Orthop. 2010 Jun 1;137(6):743-54.

75. Becker A, Chaushu S. Taxa de sucesso e duração do tratamento ortodôntico para pacientes adultos com caninos superiores impactados palatalmente. Am J Orthod Dentofacial Orthop. 2003 Nov 1;124(5):509-14.

76. Stewart JA, Heo G, Glover KE, Williamson PC, Lam EW, Major PW. Factores que se relacionam com a duração do tratamento para pacientes com caninos maxilares impactados palatalmente. Am J Orthod Dentofacial Orthop. 2001 Mar 1;119(3):216-25.

77. Gharaibeh TM, Al-Nimri KS. Dor pós-operatória após exposição cirúrgica de caninos impactados palatalmente: erupção fechada versus erupção aberta, um estudo prospetivo randomizado. Oral Surg Oral Med Oral Pathol Oral Radiol Endod. 2008 Sep 1;106(3):339-42.

78. Grover PS, Lorton L. A incidência de dentes permanentes não irrompidos e casos clínicos relacionados. Oral Surg Oral Med Oral Pathol. 1985 Apr 1;59(4):420-5.

79. McDonald F, Yap WL. A exposição cirúrgica e a aplicação da tração direta de dentes não irrompidos. Am J Orthod. 1986 Apr 1;89(4):331-40.

80. Kontham U, Kontham R, Mistry J. Transmigração de caninos mandibulares em irmãos: um relato de caso. Quintessence Int. 2012 Jan 1;43(1).

81. Becker A, Chaushu S. Etiologia da impactação do canino superior: uma revisão. Am J Orthod Dentofacial Orthop. 2015 Oct 1;148(4):557-67.

82. Bishara SE, Kommer DD, McNeil MH, Montagano LN, Oesterle LJ, Youngquist HW. Gestão de caninos impactados. Am J Orthod. 1976 Apr 1;69(4):371-87.

83. Wise GE, Frazier-Bowers S, D'souza RN. Cellular, molecular, and genetic determinants of tooth eruption (Determinantes celulares, moleculares e genéticos da erupção dentária). Crit Rev Oral Biol Med. 2002 Jul;13(4):323-35.

84. McDonald F, Yap WL. A exposição cirúrgica e a aplicação da tração direta de dentes não irrompidos. Am J Orthod. 1986 Apr 1;89(4):331-40.

85. Bowman SJ, Carano A. O gancho de macaco: um auxiliar para dentes impactados, rodados e deslocados. J Clin Orthod. 2002 Jul 1;36(7):375-8.

86. Chandak S, Shetty CM. Estudo comparativo de dentascan e radiografia para avaliação radiológica de dentes impactados. J Clin Diagn Res. 2014 Jul;8(7):RC01.

87. Sinha PK, Nanda RS. Tratamento de caninos maxilares impactados usando ancoragem mandibular. Am J Orthod Dentofacial Orthop. 1999 Mar 1;115(3):254-7.

88. Kalra V. A mola K-9 para alinhamento de caninos impactados. J Clin Orthod. 2000 Oct;34(10):606-10.

89. Burch J, Ngan P, Hackman A. Diagnóstico e planeamento do tratamento de pré-molares não irrompidos. Pediatr Dent. 1994 Mar 1;16:89.

90. Juodzbalys G, Daugela P. Impactação do terceiro molar inferior: revisão da literatura e proposta de uma classificação. J Oral Maxillofac Res. 2013 Abr;4(2)

91. Hsiao CC, Boynton JR. Etiologia, Classificação e Tratamento da Erupção Ectópica dos Primeiros Molares Permanentes. J Mich Dent Assoc. 2016 Jan 1;98(1):26-30.

92. Groper JN. Um tratamento simplificado para a correção de uma erupção ectópica do primeiro molar permanente superior. ASDC J Dent Child. 1985 Sep 1;52(5):374-6.

93. Gehm S, Crespi PV. Tratamento da erupção ectópica de molares permanentes. Compend Contin Educ Dent. 1997 Jun 1;18(6):561-6.

94. Kim TW, Årtun J, Behbehani F, Artese F. Prevalência da impactação dos terceiros molares em pacientes ortodônticos tratados sem extração e com extração de 4 pré-molares. Am J Orthod Dentofacial Orthop. 2003 Feb 1;123(2):138-45.

95. Kaplan RG. Alguns fatores relacionados à impactação dos terceiros molares inferiores. Angle Orthod. 1975 Jul 1;45(3):153-8.

96. Richardson ME. A etiologia e a previsão da impactação dos terceiros molares inferiores. Angle Orthod. 1977 Jul 1;47(3):165-72.

97. Fayad JB, Levy JC, Yazbeck C, Cavezian R, Cabanis EA. Erupção dos terceiros molares: relação com a inclinação dos molares adjacentes. Am J Orthod Dentofacial Orthop. 2004 Feb 1;125(2):200-2.

98. Kahl B, Gerlach KL, Hilgers RD. A long-term, follow-up, radiographic evaluation of asymptomatic impacted third molars in orthodontically treated patients. Int J Oral Maxillofac Surg. 1994 Oct 1;23(5):279-85.

99. Olive R, Basford K. Fiabilidade e validade das técnicas de avaliação do espaço dos terceiros molares inferiores. Am J Orthod. 1981 Jan 1;79(1):45-53.

100. Svendsen H, Malmskov O, Björk A. Previsão da impactação dos terceiros molares inferiores a partir da projeção cefalométrica frontal. Eur J Orthod. 1985 Feb 1;7(1):1-6.

101. Capelli Jr J. Crescimento mandibular e impactação de terceiros molares em casos de extração. Angle Orthod. 1991 Sep 1;61(3):223-9.

102. Skieller V, Björk A, Linde-Hansen T. Previsão da rotação do crescimento mandibular avaliada a partir de uma amostra longitudinal de implantes. Am J Orthod. 1984 Nov 1;86(5):359-70.

103. Richardson ME, Richardson A. Desenvolvimento do terceiro molar inferior após a extração do segundo molar. Am J Orthod Dentofacial Orthop. 1993 Dec 1;104(6):566-74.

104. Magness WB. Extração de segundos molares. J Clin Orthod. 1986 Aug 1;20(8):519-22.

105. Kim TW, Årtun J, Behbehani F, Artese F. Prevalência da impactação dos terceiros molares em pacientes ortodônticos tratados sem extração e com extração de 4 pré-molares. Am J Orthod Dentofacial Orthop. 2003 Feb 1;123(2):138-45.

106. Slodov I, Behrents RG, Dobrowski DP. Experiência clínica com ortodontia de terceiros molares. Am J Orthod Dentofacial Orthop. 1989 Dec 1;96(6):453-61.

107. Orton HS, Jones SP. Correção de segundos e terceiros molares inferiores impactados mesialmente. J Clin Orthod. 1987 Mar;21(3):176-81.

108. Chipman MR. Segundo e terceiro molares: seu papel na terapia ortodôntica. Am J Orthod. 1961 Jul 1;47(7):498-520.

109. Orton-Gibbs S, Crow V, Orton HS. Erupção dos terceiros molares permanentes após a extração dos segundos molares permanentes. Parte 1: Avaliação da posição e tamanho do terceiro molar. Am J Orthod Dentofacial Orthop. 2001 Mar 1;119(3):226-38.

110. Orton-Gibbs S, Orton S, Orton H. Erupção dos terceiros molares permanentes após a extração dos segundos molares permanentes. Parte 2: Oclusão funcional e estado periodontal. Am J Orthod Dentofacial Orthop. 2001 Mar 1;119(3):239-44.

111. Northway WM, Konigsberg S. Transplante autogénico de dentes - o "estado da arte". Am J Orthod. 1980 Feb 1;77(2):146-62.

112. Bauss O, Schwestka-Polly R, Kiliaridis S. Influência da derotação e extrusão ortodôntica na condição pulpar e periodontal de terceiros dentes imaturos autotransplantados molares. Am J Orthod Dentofacial Orthop. 2004 Abr 1;125(4):488-96.

113. Mockutė G, Klimaitė G, Smailienė D. A morfologia dos incisivos centrais superiores impactados: Uma revisão sistemática. Medicina. 2022 Mar 22;58(4):462.

114. Al-Abdallah M, AlHadidi A, Hammad M, Dar-Odeh N. Que factores afectam a gravidade da impactação de dentes permanentes. BMC Saúde Oral. 2018 Dec;18:1-7.

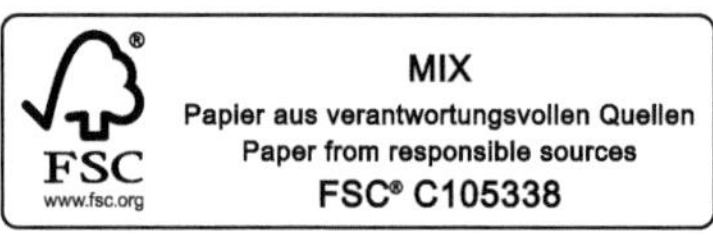



Printed by Books on Demand GmbH, Norderstedt / Germany